Edentulismo, Uso de Próteses Totais e Removíveis e Nutrição

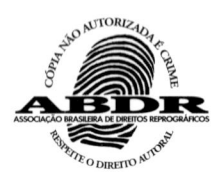

D944n Dupuis, Véronique
   Edentulismo, uso de próteses totais e removíveis e nutrição /
Véronique Dupuis ; tradução Sandra Dias Loguércio. –
Porto Alegre : Artmed, 2008.
   164 p. : il. ; 21 cm.

   ISBN 978-85-363-1088-6

   1. Odontologia - Edentulismo. 2. Odontologia – Prótese.
2. Nutrição. I. Título.

   CDU 616.314:613.2

Catalogação na publicação: Juliana Lagôas Coelho – CRB 10/1798

Véronique DUPUIS
Docteur en chirurgie dentaire
Professeur des universités

Edentulismo, Uso de Próteses Totais e Removíveis e Nutrição

Tradução:
Sandra Dias Loguércio

Consultoria, supervisão e revisão técnica desta edição:
Luiz Alberto De Lorenzi Arteche
Mestre em Periodontia pela ULBRA.
Especialista em Odontogeriatria pelo Conselho Regional de Odontologia.
Coordenador do Curso de Especialização em Odontogeriatria da
Associação Brasileira de Odontologia - Seção RS.

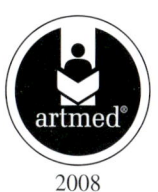

2008

Obra originalmente publicada sob o título
Diététique, édentation et prothèse amovible

ISBN 2-84361-087-7

©2005 Groupe Liaisons
Editions CdP

Capa: *Mário Röhnelt*

Preparação de original: *Heloísa Stefan*

Leitura final: *Luana Janini Peixoto*

Supervisão editorial: *Letícia Bispo de Lima*

Editoração eletrônica: *Techbooks*

Reservados todos os direitos de publicação, em língua portuguesa, à
ARTMED® EDITORA S.A.
Av. Jerônimo de Ornelas, 670 – Santana
90040-340 – Porto Alegre RS
Fone: (51) 3027-7000   Fax: (51) 3027-7070

É proibida a duplicação ou reprodução deste volume, no todo ou em parte, sob quaisquer formas ou por quaisquer meios (eletrônico, mecânico, gravação, fotocópia, distribuição na Web e outros), sem permissão expressa da Editora.

SÃO PAULO
Av. Angélica, 1.091 – Higienópolis
01227-100 – São Paulo – SP
Fone: (11) 3665-1100   Fax: (11) 3667-1333

SAC 0800 703-3444

IMPRESSO NO BRASIL
PRINTED IN BRAZIL

*Para Hugues,
Olivier e Emmanuelle.*

*Meus agradecimentos aos doutores M. Pompignoli,
N. Aké, A. Léonard, C. Bertrand, C. Badet
e à Sra. Molinier.*

Prefácio

Em odontologia, há uma distância cada vez maior entre o nível do conhecimento e sua aplicação ao grande número de doentes. Essa constatação pode ser explicada também da seguinte maneira: a saúde pública não tem condições de oferecer ao paciente os tratamentos propostos pelo avanço científico. Esse problema – político – é ainda mais evidente na área odontológica e, de modo particular, na de prótese, seja convencional ou implantar.

Em outubro de 2004, realizou-se, em Paris, um colóquio nacional francês de saúde pública. O tema era: "A saúde das pessoas idosas, estado da matéria e perspectivas. Os ensinamentos a serem aproveitados na área da saúde bucodental".

O colóquio reunia responsáveis dos poderes públicos (Ministérios, CPAMs*), universitários, médicos, representantes de sociedades mútuas e de organizações profissionais (USFBD**).

Lá se ouviu, pelas palavras do representante do Ministro delegado aos idosos, que é "fundamental manter ou restabelecer um estado nutricional nessas pessoas [...]. É a razão pela qual o Ministro havia lançado, em 2003, o programa 'envelhecer bem' orientado prioritariamente para as questões de alimentação. [...] Nos adultos idosos, o apetite é um fator decisivo da alimentação [...]. O uso de próteses pode igualmente ser fonte de doenças quando o controle é malfeito".

Um estudo realizado em 2001 mostra que a desnutrição atinge de 10 a 20% dos idosos em domicílio e 80% dos idosos hospitalizados (cf. Prof. Patrick Mahler).

A nutrição dos idosos aparece, portanto, como um verdadeiro problema de saúde pública – e aumentou nos pacientes idosos edêntulos em fase de adaptação protética ou sem aparelho, ainda mais quando são dependentes de equipes de cuidado em meio institucional que não contam com cirurgião-dentista para consulta nos estabelecimentos.

Se há uma verdadeira tomada de consciência do problema por parte dos poderes públicos, não deixa de ser verdade também a constata-

---

* N. de T. Caisse Primaire d' Assurance Maladie, organismo que gere os recursos do seguro saúde.
** N. de T. Union pour la Santé Bucco Dentaire.

ção de que esse trabalho ainda é responsabilidade naturalmente dos dentistas que atuam na prática privada.

Nosso objetivo é aliviar e curar. Para o protesista clínico, convém substituir órgãos desaparecidos e devolver aos pacientes edêntulos totais e parciais os meios para que tenham uma qualidade de vida à imagem e dimensão de suas expectativas.

A prótese de excelência existe, a Professora Véronique Dupuis a conhece bem. Contudo, infelizmente não é acessível a todos, com freqüência por razões financeiras. Poderíamos parar nessa constatação e não nos sentirmos mais envolvidos.

Há, no entanto – incluindo a autora desta obra –, os que continuam pensando que tudo deve ser feito para melhorar o dia-a-dia desses pacientes.

Uma vez realizada, uma prótese removível ou total bimaxilar exige aprendizagem. Não existem centros de reeducação funcional para pessoas que usam aparelhos dentários. O papel do profissional da área e da equipe dentária, em geral, é de suprir tal deficiência. Para isso, era preciso uma ferramenta.

A obra de Véronique Dupuis preenche exatamente essa lacuna.

Ao leitor, bastará percorrer o plano proposto para perceber isso.

Integrar em uma mesma obra a fisiologia da digestão, as necessidades nutricionais e a alimentação, as deficiências relacionadas ao edentulismo, o uso de próteses e o acompanhamento do paciente mostra a abrangência da contribuição dada pela autora a esse assunto. Ela soube ver a importância deste livro, cuja temática pode parecer ilusória e sem interesse em um primeiro momento, diante dos grandes projetos clínicos e científicos.

A presente obra, contudo, está repleta de verdades, simples e elementares, porém indispensáveis para associar nossos tratamentos ao serviço prestado ao paciente. Muito obrigado, Véronique.

Michel Pompignoli
Docteur em Chirurgie Dentale.
Docteur en Sciences Odontologiques.
Ancien Assistant Hospitalo universitaire Paris V.

Sumário

Introdução 13

1. **Fisiologia da digestão** **17**
   Etapas da digestão 18
       Tempo bucal e esofágico 18
       Tempo gástrico 23
       Tempo intestinal 24
   Aspectos dinâmicos da digestão:
   Trajetória de uma alimentação diária.. 25
   Influência da senescência 27
       Modificações gerais 27
       Modificações orofaciais.. 29
       Incidentes protéticos e nutricionais.. 31
   Casos particulares 32

2. **Necessidades nutricionais e alimentação** **33**
   Necessidades nutricionais do adulto 33
       Gastos calóricos 33
       Necessidades de nitrogênio e lugar dos
       protídeos na alimentação 35
       Necessidades glicídicas e lugar dos
       glicídeos na alimentação 36
       Necessidades lipídicas e lugar dos
       lipídeos na alimentação... 38
       Necessidades de nutrientes não-energéticos 39
   Categorias de alimentos.. 41
       Produtos lácteos 42
       Carnes, peixes e ovos.. 44
       Legumes e frutas 46
       Cereais, leguminosas e tubérculos 48
       Matérias graxas 51
       Bebidas 52
   Necessidades nutricionais da pessoa idosa 54
       Ganhos calóricos 58
       Necessidades protéicas da pessoa idosa............................... 61

Necessidades glicídicas da pessoa idosa 62
Necessidades lipídicas da pessoa idosa 63
Necessidades de nutrientes não-energéticos
da pessoa idosa 63

3. **Deficiências relacionadas ao edentulismo** 67
Influência do edentulismo na digestão 68
Dificuldades do edêntulo não-aparelhado ou
mal-aparelhado 70
Mastigação 70
Salivação 74
Deglutição 76
Fonação 77
Respiração 79
Paladar e odor 79
Estética 79
Problemas psicológicos 79
Limites da prótese removível 82
Mastigação no indivíduo com prótese 82
Salivação no indivíduo com prótese 86
Deglutição no indivíduo com prótese 86
Perda do paladar no indivíduo com prótese 87
Patologias relacionadas ao edentulismo 87
Patologias gástricas 88
Patologias intestinais 89
Distúrbios do trânsito intestinal 90
Desnutrição e obesidade 91
Danos da cavidade bucal 92

4. **Nutrição do edêntulo** 99
Aspecto psicoafetivo do comportamento alimentar
no edêntulo 99
Função oral e maturação afetiva 99
Perda dos dentes 101
Senescência 102
Prótese 104
Aspecto social do comportamento alimentar no edêntulo 105

Sumário **11**

Comportamento alimentar da pessoa idosa 107
Necessidades nutricionais e protéicas antes da realização
da prótese 108
    Anamnese e exame do paciente 108
    Conselhos alimentares 109
    Conselhos específicos para as pessoas idosas 116
Realização da prótese 119
    Escolha e montagem dos dentes 120
    Equilíbrio oclusal 120
    Importância da escultura das estruturas acrílicas 121

5. **Acompanhamento do paciente e uso de prótese** **123**
Alimentação do paciente mal-aparelhado ou
não-aparelhado 123
    Produtos lácteos 125
    Proteínas 125
    Glicídeos 126
    Frutas e legumes 126
Adaptação a uma nova prótese 127
Reeducação mastigatória 129
Conselhos de higiene bucodental 135
    Aprendizagem da colocação e da retirada
    da prótese 135
    Deve-se usar a prótese à noite? 135
    Manutenção das mucosas e dos demais dentes 136
Higiene bucodental do paciente dependente 139
    Paciente capaz de garantir sua higiene
    bucodental 139
    Paciente com capacidade reduzida de
    higiene bucodental 139
    Paciente incapaz de garantir sua higiene
    bucodental 142
Problemas associados 145
    Hipossialia 145
    Micoses bucais 146
    Ulcerações 146
Manutenção das próteses 146

6. Receitas para as diferentes etapas protéticas 151
   Exemplos de cafés-da-manhã para uma semana 151
   Tipos de cardápios de textura mole 153
   Tipos de cardápios de textura macia 155
   Tipos de cardápios de textura normal 156

Conclusão 157

Bibliografia 159

Introdução

Alimentar-se bem não significa necessariamente nutrir-se bem, pois comer não é um ato tão simples quanto parece. O equilíbrio alimentar é o resultado de um ganho de nutrientes em quantidade e em qualidade suficientes e de uma certa quantidade de energia. Ele depende também de fatores psicoafetivos. O simples fato de perder os dentes, tendo sido realizada ou não uma restauração adequada, acarreta toda uma série de conseqüências fisiológicas e psicológicas não-negligenciáveis que vão perturbar o comportamento alimentar do indivíduo. Mesmo que o indivíduo europeu não tenha razão para apresentar carências alimentares, certos estados se manifestam apesar de tudo, quando os problemas funcionais bucodentais são sentidos.

Entre o momento em que o alimento chega à boca e aquele em que é absorvido, há uma etapa inevitável: a digestão. Esta começa na cavidade bucal, e seu bom andamento depende da presença dos dentes ou de próteses e de sua eficácia mastigatória. Durante essa etapa, fatores psíquicos e do ambiente vão igualmente interferir.

O edêntulo quase total ou total representa sempre uma parcela considerável dos pacientes dos cirurgiões-dentistas que deve ser levada em conta em diferentes níveis. O simples fato de perder os dentes provoca, ao longo do tempo, dificuldades alimentares que dão origem a carências nutricionais. De fato, é difícil alimentar-se sem dentes, e nenhuma prótese é mais indispensável do que a prótese dentária: 30% da população edêntula ou em fase de adaptação protética apresentam problemas de nutrição.

Dois fatores desencadeiam essa má nutrição nos pacientes edêntulos.

— **Carências alimentares.** Esses pacientes apresentam, na maioria dos casos, uma alimentação desequilibrada, inadequada às suas necessidades. Constata-se uma alimentação simplificada com uma atração especial pelos produtos açucarados e pelos glicídicos e uma resistência em relação aos alimentos de carne e aos legumes verdes, difíceis de comer e considerados caros.

— **Carências de má-absorção dos nutrientes.** De fato, para satisfazer as necessidades energéticas e alimentares do organismo, é preciso que o alimento seja mastigado, insalivado, deglutido, digerido no tubo digestivo e, finalmente, absorvido pelo intestino. A ausência de dentes terá, portanto, uma repercussão no nível da digestão e, mais particularmente, no nível da absorção pelo intestino. Privado de seus dentes, o paciente engole os alimentos mesmo sem ter podido mastigá-los. Ele molda com dificuldade o bolo alimentar nas cristas alveolares. Ora, a mastigação efetuada pelos dentes (naturais ou protéticos) permite a divisão dos alimentos sólidos. Como o piloro só deixa passar para o intestino partículas muito pequenas, o grau de fragmentação obtido sem a mastigação aumenta o tempo dos alimentos no estômago e exige, da parte deste, um esforço superior que nunca chega a compensar a mastigação. Alguns alimentos que não foram triturados na boca nunca serão absorvidos. Assim, uma parte desses alimentos é eliminada sem ser digerida, o que explica as carências observadas, apesar da quantidade de calorias ser às vezes considerável. Todos esses problemas nutricionais se manifestam pela magreza ou pela obesidade.

O profissional tem um papel importante a ser desempenhado quanto à educação alimentar ao longo de todo o tratamento protético completo, da primeira sessão, quando o paciente chega mal-aparelhado ou não-aparelhado, até o estado da integração protética.

A inserção de novas próteses exige, por parte do paciente, uma readaptação e uma reavaliação do processo da mastigação. Ele deve se adaptar a estruturas artificiais que não têm nada a ver com os dentes do ponto de vista mecânico e funcional. Com uma prótese tecnicamente bem-feita e psicologicamente integrada, a eficácia mastigatória é dividida por 3 ou 4 em relação ao indivíduo com dentes naturais. Essa perda de eficácia acarreta dificuldades particulares no nível da mastigação e exige uma educação alimentar específica que deve ser garantida a esses pacientes. A natureza física da alimentação deverá evoluir em função da reeducação mastigatória e da adaptação das próteses. Essa aprendizagem será modulada em função da idade do paciente, de seu estado de saúde, de sua vida, do contexto socioeconômico, etc., uma vez que sua alimentação influencia diretamente seu estado de saúde. Uma pessoa que se beneficia de melhores ganhos nutricionais e de próteses tecnicamente bem-feitas tem, considerando o mesmo tipo de afecção, períodos de hospitalização menores do que um doente em situação nutricional precária. O paciente corretamente aparelhado terá uma melhora global de sua qualidade de vida. Sua atitude é acompanhada da diminuição da morbidade e mortalidade, bem como da redução da ingestão de medicamentos, com esses fatores garantindo uma certa autonomia.

Além de responder às exigências de uma prática dentária comum, tendo o profissional uma abordagem nutricional adequada, ele consegue mostrar a seu paciente a importância que atribui à sua saúde em geral. Por todas essas razões, é desejável que a educação alimentar faça parte da prática corrente da terapêutica dentária. Uma gama de ações concretas deve ser realizada pelo cirurgião-dentista: informação, sensibilização, observação das carências nutricionais, encaminhamento para nutricionista, etc.

1

Fisiologia da digestão

A alimentação fornece ao corpo as substâncias necessárias para seu funcionamento. A digestão consiste na transformação de alimentos de estrutura complexa em elementos nutritivos elementares, diretamente aproveitados pelo metabolismo do organismo. Assim, uma parte dos alimentos será transformada em energia ou em substâncias que servem para a manutenção e a reparação das células. Os ganhos químicos vão participar também da regulação das funções orgânicas.

A digestão tem como objetivo permitir a passagem de elementos nutritivos elementares para o meio interior[1]. Ela se divide em diferentes etapas:
— a absorção dos alimentos;
— sua transformação em corpos simples capazes de ultrapassar a parede do tubo digestivo;
— sua assimilação por partes e a eliminação dos resíduos.

Essas diferentes etapas são o resultado de:
— fenômenos mecânicos: mastigação, deglutição, motilidade esofágica, fermentação estomacal;
— reações químicas e enzimáticas destinadas a simplificar os alimentos através dos sucos digestivos (saliva, sucos gástricos, pancreáticos e intestinais) e da bile (que permite, particularmente, a transformação dos corpos graxos em emulsão no intestino delgado) (Figura 1-1).

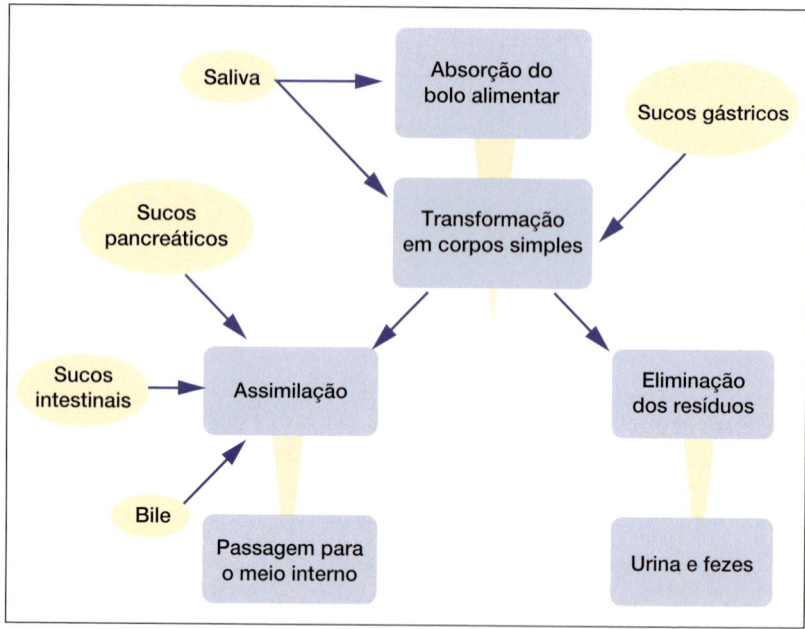

Figura 1-1
Esquema dos fenômenos químicos que permitem a digestão.

Vamos retomar aqui algumas questões sucintas sobre a fisiologia da digestão. É importante, de fato, compreender o papel central da boca e dos dentes na alimentação para apreender as implicações gerais do edentulismo total.

O que ocorre quando comemos?

ETAPAS DA DIGESTÃO (Figura 1-2)

Tempo bucal e esofágico

Mastigação

Os alimentos são triturados pelos dentes e misturados à saliva para formar o bolo alimentar. A divisão dos alimentos e sua umidificação são primordiais: elas vão facilitar a passagem para o esôfago e a ação dos sucos digestivos no nível do estômago. Como o piloro

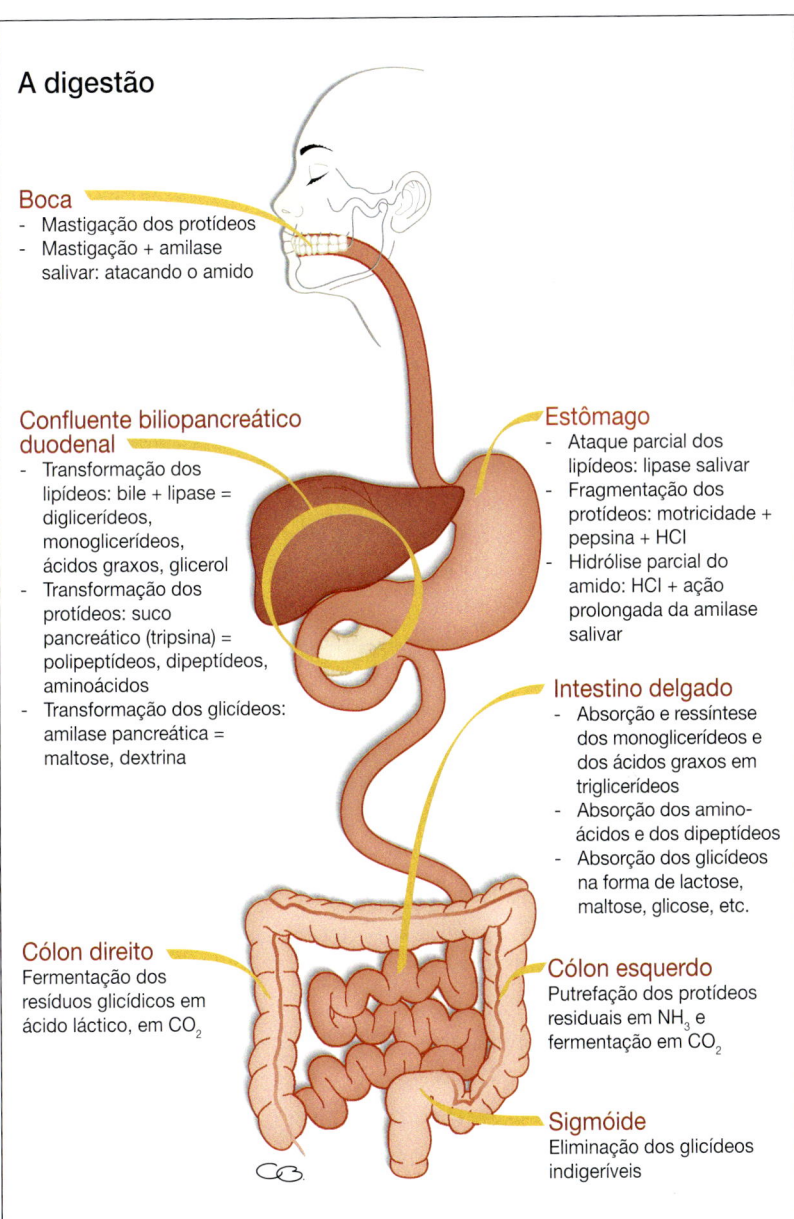

Figura 1-2
Esquema do sistema digestivo.

só deixa passar para o intestino papas e partículas alimentares de pequeno volume, uma boa mastigação é fundamental para uma digestão de qualidade. O grau de fragmentação obtido ao final desse tempo bucal reflete no tempo dos alimentos no estômago. Assim, pode-se compreender facilmente a importância do bom estado da dentadura.

Insalivação e formação do bolo alimentar

As substâncias alimentares são em parte dissolvidas na saliva, condição importante para a eficácia dos estímulos gustativos e para uma digestão eficaz.

A saliva, secretada pelas glândulas salivares maiores (parótidas, submaxilares e sublinguais) e por uma série de pequenas glândulas menores espalhadas na mucosa bucal (bochechas, face inferior da língua, faces internas dos lábios, palato e véu palatino), é composta por 99,5% de água e 0,5% de elementos orgânicos e inorgânicos. Ela desempenha um papel protetor em relação à mucosa bucal e ao complexo dentoperiodontal contra as agressões bacterianas, mecânicas e químicas dos alimentos, tanto por sua composição quanto por sua ação lubrificante.

A saliva participa igualmente:
— da formação do bolo alimentar: amolece os alimentos, facilita a mastigação, a deglutição e a limpeza da cavidade bucal;
— da gustação, permitindo o contato das partículas alimentares secas com as papilas gustativas;
— da digestão de glicídeos e lipídeos pela presença de enzimas (amilase salivar e lipase);
— da luta antibacteriana pelo fato de conter imunoglobulinas A, lisozima e íons tiocianatos, meios de defesa contra diversos agentes patogênicos.

Essa secreção, rica em bicarbonatos, alcaliniza e tampona o pH salivar em 7 a 8.

O comando para a secreção salivar é reflexo: a menor estimulação bucolingual provoca sua produção. Ela está presente, portanto, de maneira permanente e é indispensável ao conforto bucal, tanto em repouso quanto em ação (fala, mastigação, etc.).

As diferentes glândulas não secretam a mesma saliva:
— as parótidas produzem uma saliva serosa, fluida, límpida, sobretudo durante a mastigação, transformando, pela ação da amilase salivar, os glicídeos complexos em dextrina e maltose (glicídeos simples);
— as submaxilares e algumas pequenas glândulas parietais formam uma saliva seromucosa, clara, alcalina e viscosa, muito importante na gustação;
— as glândulas sublinguais e algumas glândulas parietais secretam uma saliva seromucosa, viscosa, rica em ptialina, que desempenha um papel importante na deglutição, pois permite a aglutinação do bolo alimentar e sua passagem para o esôfago. São essas glândulas que formam a parte essencial da saliva conhecida como "de repouso".

O volume total de saliva secretada em um dia no paciente sadio fica em torno de 500 a 600 mL, sendo a metade produzida durante fases mastigatórias. Um fluxo salivar de 1 a 1,5 mL/min é considerado normal após estimulação. Há alteração da secreção salivar prejudicial à digestão se esse valor ficar abaixo de 0,7 mL/min.

Inúmeras causas podem provocar uma diminuição da salivação: a idade, a perda de dentes, a respiração bucal, o tabagismo, a ingestão de medicamentos que causam xerostomia (especialmente os ansiolíticos e os antidepressivos), a irradiação cervicofacial, a ablação cirúrgica de uma glândula salivar principal, etc.

A insuficiência de fluxo salivar apresentará várias conseqüências nefastas:
— quanto à nutrição, a falta de insalivação do bolo vai tornar a mastigação e a deglutição desconfortáveis. No edêntulo, sendo a mastigação insuficiente, o bolo alimentar torna-se necessariamente volumoso, difícil, portanto, de ser engolido. A falta de saliva vai agravar essas dificuldades e tornar a refeição um momento desagradável. A partir daí, escolhas alimentares podem resolver esses problemas: alimentos mais moles, batidos ou como purês, sem consistência, enfim, que não exijam esforço;
— quanto ao nível protético, a hipossialia diminui a retenção das próteses que se tornam móveis e desconfortáveis, não permitindo desse modo uma mastigação correta. Sendo a resina hidrófila,

ela vai absorver o pouco de saliva presente na boca e criar sensações de queimação, particularmente incômodas. Por fim, a falta de saliva aumenta os riscos de contaminação bacteriana, especialmente candidíase.

Deglutição

A deglutição age quando os alimentos, triturados e insalivados, foram unidos pela língua em forma de bolo alimentar (Figura 1-3). Por meio dos movimentos dos músculos, este é levado para o estômago, pas-

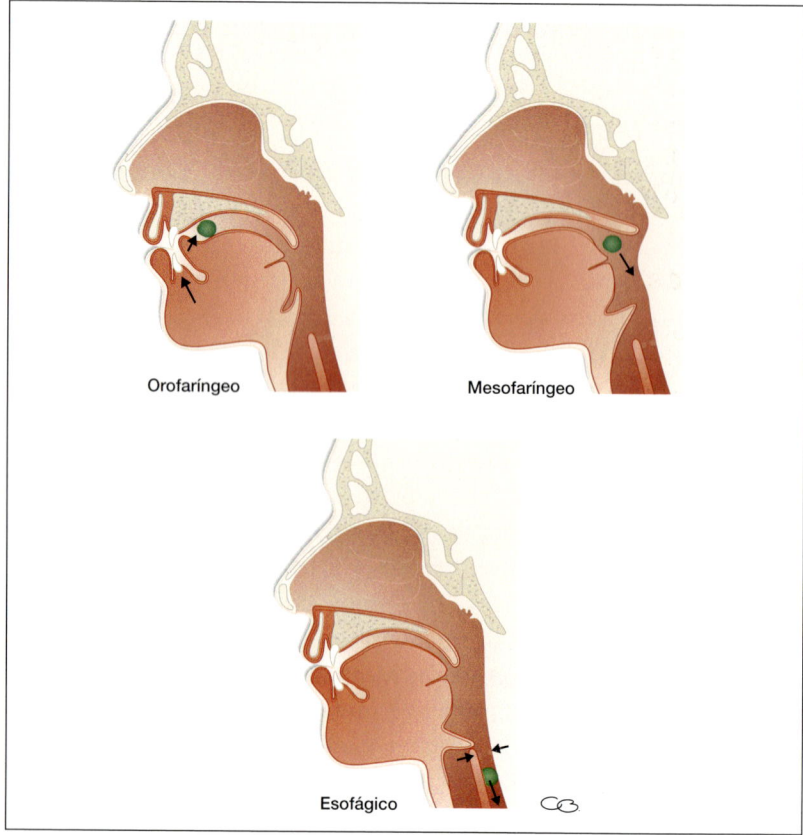

Figura 1-3
Esquema das distintas etapas da deglutição.

sando pela faringe e pelo esôfago. Esse percurso pode ser dividido em três tempos:
— o tempo bucal, voluntário, que acabamos de abordar de maneira sucinta. O bolo alimentar vem posicionar-se sobre a parte mediana e dorsal da língua. As arcadas dentárias se posicionam em oclusão. O bolo alimentar é projetado para o istmo da garganta pela ação da língua, enquanto o palato mole se levanta para evitar a passagem para as vias aéreas superiores (falsa rota);
— o tempo faríngeo, reflexo, que sucede o anterior. O dorso da língua se cola firmemente contra o palato mole para impedir o refluxo do bolo alimentar na cavidade bucal. Depois, o palato une-se aos pilares posteriores da faringe, a glote se fecha, e o osso hióide e a laringe fecham qualquer acesso às vias aéreas superiores através da epiglote;
— o tempo esofágico permite a progressão do bolo alimentar para o estômago pela ação de ondas peristálticas reflexas dos músculos lisos. A laringe volta à sua posição inicial, a respiração também, enquanto o bolo chega ao estômago pelo cárdia.

Tempo gástrico

O estômago é um lugar de passagem muito importante para uma digestão de qualidade (Figura 1-2). O tempo gástrico varia muito conforme a qualidade de comida ingerida e da primeira fase digestiva. O estômago faz com que o alimento ajuste sua temperatura à do corpo e com que se aproxime da isotonicidade do plasma.

Os alimentos, unidos pelo efeito das contrações dos músculos gástricos, são misturados aos sucos gástricos, que os diluem e os transformam em quimo fluido. A digestão é realizada na parte distal do estômago. O ácido clorídrico dilacera as fibras musculares dos derivados de carne e rompe a cobertura celulósica dos vegetais. A pepsina rompe as paredes celulares dos pedaços de carne. Se a secreção cloridropéptica tem dificuldade de diminuir o pH estomacal antes da segunda hora, a amilase salivar permanece ativa, especialmente sobre o amido.

A secreção gástrica é variável de um indivíduo a outro e depende da qualidade alimentar. É de, aproximadamente, 2 L por 24 horas e aumenta o volume do bolo alimentar que ultrapassa, logo após, o piloro para passar para o trato intestinal.

Tempo intestinal

No intestino delgado

O intestino delgado tem por missão principal completar a digestão do quimo (Figura 1-2). Em sua passagem pelo duodeno, este sofre a ação dos sucos pancreáticos e intestinais e da bile. Na verdade, é no duodeno que se produz a maior parte das secreções digestivas. Os alimentos complexos são assim transformados em elementos simples, facilmente assimiláveis pelo organismo. Ocorrem, desse modo:
— a lipólise, que consiste em emulsificar e saponificar as gorduras pela ação dos sucos pancreáticos e da bile;
— a proteólise, graças também às enzimas pancreáticas, que dividem as proteínas complexas em aminoácidos;
— a hidrólise dos carboidratos, que transformam os açúcares complexos em monossacarídeos simples.

Essas secreções aumentam ainda o volume do quimo. A isso se acrescenta uma grande parte das celuloses não-digeridas que participarão da redução de água no cólon, aumentando assim o volume das fezes.

É no intestino delgado que se produz a absorção dos produtos de degradação dos alimentos (aminoácidos, ácidos graxos, monossacarídeos, etc.) associados à água e aos eletrólitos.

No cólon

Última etapa da digestão, o cólon é o lugar em que se dá a formação das fezes consistentes que serão eliminadas para o reto várias vezes ao dia, pois a mucosa nessa região não permite mais a digestão e a absorção dos nutrientes. A secreção intestinal, por meio das glândulas de Lieberkühn, em imenso número na parede retal, facilita a progressão das matérias fecais. Nessa etapa, a reabsorção da água e dos eletrólitos ainda é possível, sendo o resto eliminado.

RESUMO

A maior parte da absorção ocorre no intestino delgado. O tubo digestivo prepara e tria os alimentos. O homem os ingere em função de suas necessidades (sensação de fome ou de sede). O comportamento alimentar oferece uma

> grande variabilidade em função da idade, dos hábitos, da zona geográfica, do meio socioeconômico, da afetividade do sujeito e do estado de sua dentadura.

ASPECTOS DINÂMICOS DA DIGESTÃO: TRAJETÓRIA DE UMA ALIMENTAÇÃO DIÁRIA

As diferentes etapas da digestão tais como acabam de ser apresentadas não dão conta de seu encadeamento e subestimam o papel do tubo digestivo. Na verdade, este realiza um trabalho considerável, já que absorve não somente os derivados nutritivos da alimentação, mas ainda os constituintes das secreções que ele mesmo produz.

O papel do tubo digestivo não se resume em transformar os 2.500 mL de uma alimentação quotidiana em 150 mL de resíduos fecais, sendo tal diferença objeto da absorção.

Suponhamos que o volume da porção alimentar seja de 2 L por 24 horas:

— a travessia bucal vai permitir a embebição salivar e a trituração dos alimentos. O volume da saliva é somado ao do bolo alimentar, ou seja, 800 mL a mais por dia. São, portanto, 2.800 mL que chegam ao estômago;

— a travessia estomacal vai aumentar ainda mais esse volume. Devido ao efeito "tampão" dos alimentos, a secreção cloridropéptica gástrica só começa a ter uma real ação de diminuição do pH ao final de duas horas. As enzimas salivares seguem, portanto, a destruição do amido durante as duas primeiras horas de trânsito gástrico. A fermentação do conteúdo gástrico faz com que o centro do bolo alimentar fique por bastante tempo protegido da acidez, permitindo à amilase salivar prolongar ainda sua ação. A secreção gástrica varia de um indivíduo para outro e conforme a natureza da refeição. Ela representa, em média, 2 L por dia. São, assim, 4.800 mL que saem do piloro;

— a travessia do cruzamento duodenal inicia. A partir daí, o volume do bolo alimentar resulta das contribuições das diversas secreções e da rapidez de absorção dos líquidos e dos nutrientes que chegam ao duodeno. Dessa forma, são acrescentados 800 mL de bile e 2.000 mL de sucos pancreáticos aos 4.800 mL anteriores. Portanto, para uma ingestão alimentar de 2.000 mL, o trabalho do intestino delgado será sobre 7.600 mL. Independente dos volumes de água e de eletrólitos a serem reabsorvidos, esse acréscimo endógeno traz igualmente constituintes orgânicos que entram na digestão;

— a travessia do intestino delgado é reservada à absorção dos nutrientes. Juntamente com as secreções glandulares, a mucosa intestinal deixa exsudar uma pequena quantidade de plasma e imunoglobulinas particulares (as IgA) que têm uma função importante na defesa imunológica. A absorção pode iniciar. Sendo todas essas estruturas enzimáticas protéicas, a reabsorção dos protídeos diz respeito a 50% a mais da ingestão alimentar;

— o bolo alimentar chega ao cólon. Nesse nível, não se encontra mais mucosa capaz de digerir o quimo. Uma grande parte das proteínas endógenas chega então ao cólon e é transformada pelas bactérias saprófitas. Os excedentes de fibras não-digeridas são encontrados também no cólon. O conjunto desses elementos resulta nas fezes.

Isso é apenas um exemplo. Há naturalmente variações individuais. O organismo tem, aliás, inúmeras maneiras de se proteger da sobrecarga alimentar, mesmo que o intestino delgado apresente possibilidades de absorção superiores ao trabalho que lhe é solicitado. Assim, quando uma refeição é composta de alimentos muito concentrados, de uma proporção grande demais de gorduras ou de uma parcela calórica excessiva, os mecanismos de regulação do piloro entram em ação: o piloro fica bloqueado até que o mecanismo de vômito seja desencadeado.

Além disso, o teor de fibras alimentares pode modificar as condições de absorção. De fato, as fibras freiam a absorção no nível do intestino delgado, prejudicando o contato dos nutrientes com a mucosa intestinal, absorvendo certos constituintes, como as vitaminas, os minerais e os sais biliares, reduzindo sua ação sobre as gorduras. Em compensação, no nível do cólon, as fibras lutam contra a constipação e reduzem o tempo de contato dos alimentos carcinógenos com a mucosa.

INFLUÊNCIA DA SENESCÊNCIA

O edentulismo amplo, que nos interessa aqui, envolve preferencialmente pessoas idosas. É importante conhecer, desse modo, as modificações gerais e orofaciais que ocorrem com a idade, pois elas intervêm tanto no nível da digestão propriamente dita, portanto da alimentação, quanto no nível da reabilitação protética.

Com a idade, de fato, as células envelhecem, renovando-se menos e em menor velocidade. Com isso, o corpo e suas funções mudam. Além disso, a presença de patologias e seu tratamento modificam ainda mais a situação e, freqüentemente, a complicam (Figura 1-4).

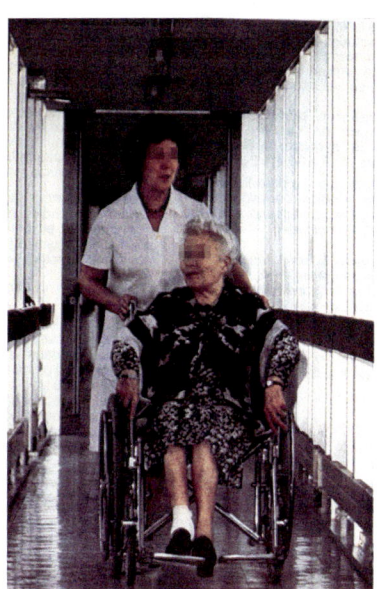

Figura 1-4
Os pacientes de que cuidamos são cada vez mais dependentes.

Modificações gerais

A idade acarreta inúmeras mudanças:
— anatomicamente: atrofia muscular, artrose, osteoporose, diminuição das capacidades de coordenação. Disso resulta uma diminuição das possibilidades de movimento e uma alteração da destreza, complicando especialmente a mastigação, a inserção da prótese, a higiene bucodental, etc. (Figura 1-5);

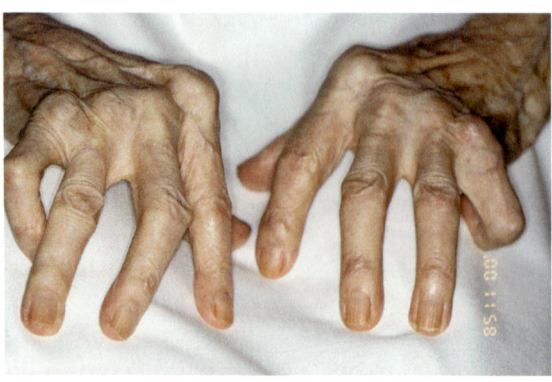

Figura 1-5
Os pacientes idosos apresentam freqüentemente falta de coordenação, problemas ósseos ou musculares que dificultam as terapêuticas bucodentais.

— fisiologicamente: diminuição das faculdades de adaptação, insuficiências das grandes funções (cardíaca, pulmonar, cerebral, hepática, pancreática, etc.). A digestão com freqüência torna-se mais lenta;
— clinicamente: conseqüência das mudanças anteriores. As patologias, sobretudo crônicas, são freqüentes em pessoas idosas. Esses pacientes são, portanto, polimedicados. Os tratamentos, bem como as patologias, podem interferir tanto no estado e no tratamento terapêutico bucodental quanto na digestão (Figura 1-6);

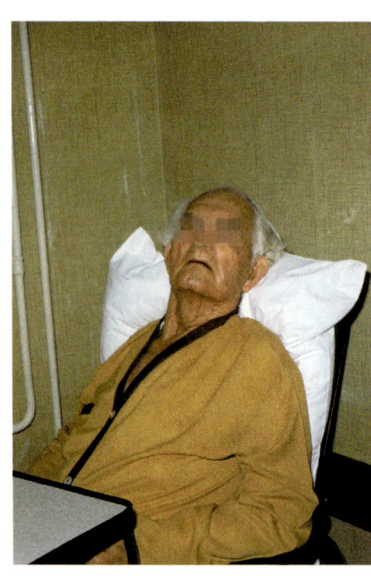

Figura 1-6
É possível aparelhar este paciente? Será que ele possui faculdades de adaptação suficientes que lhe permitirão usar uma prótese e reaprender a mastigar?

— psicológica e socialmente: sobretudo carências afetivas, tendência a voltar-se para si mesmo, a ficar menos motivado, desinteresse alimentar, depressão, isolamento social, etc. O tratamento terapêutico é, portanto, freqüentemente tardio, estando o indivíduo pouco motivado.

Todos esses fenômenos podem também repercutir na cavidade bucal.

Modificações orofaciais

São muitas:
— no rosto: a perda dos dentes e de osso alveolar acarreta uma diminuição das sustentações labiais e jugais, uma invaginação dos lábios, uma acentuação das pregas faciais, a propulsão da mandíbula, etc., o que resulta em um perfil particularmente inestético. Ora, a alteração da imagem corporal ajuda na autodesvalorização, muito prejudicial para o psiquismo já fragilizado dos idosos (Figura 1-7);

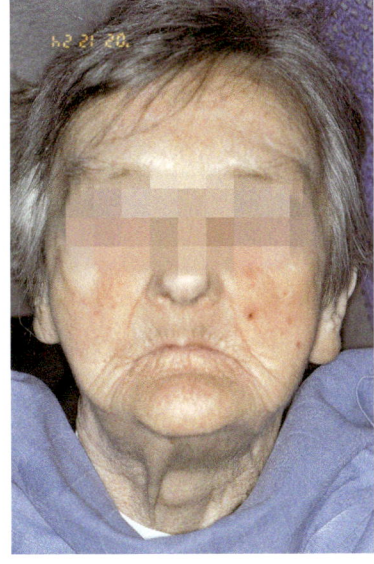

Figura 1-7
As diferentes modificações orofaciais devidas ao envelhecimento e à perda dos dentes nunca são bem aceitas pelo paciente e pelos mais próximos.

— nas estruturas da boca: envelhecimento dos órgãos dentários (Figura 1-8), perda dos dentes, diminuição do suporte periodontal (Figura

1-9), fragilidade das mucosas, diminuição das capacidades de percepção sensitiva por involução do sistema nervoso, etc.;

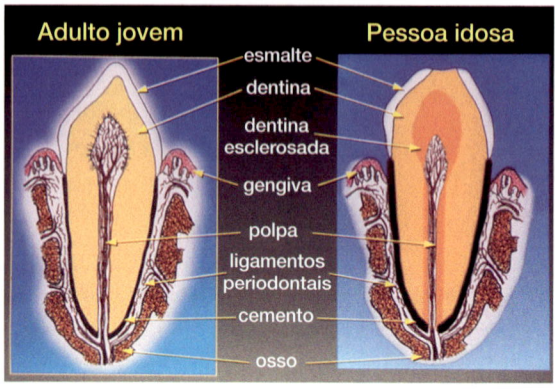

Figura 1-8
Comparação de um órgão dentário em uma pessoa jovem e em uma pessoa idosa.

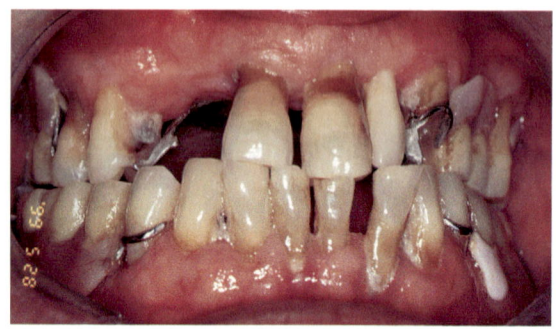

Figura 1-9
A cavidade bucal em seu conjunto vai envelhecer, e se, além disso, ela for negligenciada, inúmeras degradações completarão o quadro.

— na salivação: a tendência é de pobreza salivar, pela senescência das glândulas salivares, mas também pelo uso de medicamentos que causam xerostomia, pelo tabagismo, pelas perdas dentárias não-compensadas, pelas escolhas alimentares, etc.;
— na capacidade mastigatória: a atrofia dos músculos mastigatórios, a artrose da articulação temporomandibular, as perdas dentárias não-compensadas ou malcompensadas, as deficiências quanto à coordenação, etc., alteram a capacidade mastigatória e, portanto, a qualidade da digestão. Além disso, as escolhas alimentares mudam;
— modificação do gosto: a sensibilidade gustativa diminui.

Incidentes protéticos e nutricionais

Todas as modificações citadas vão apresentar conseqüências para a reabilitação tanto protética quanto nutricional:
— Em nível protético, ocuparemo-nos freqüentemente de edentulismos extensos. A perda óssea é, evidentemente, nefasta à realização protética. A hipossialia é igualmente uma deficiência maior: gera um desconforto bucal, diminui a preservação das próteses, podendo até mesmo tornar seu uso intolerável, e acentua os riscos de contaminação bacteriana. O contexto psicológico complica ainda mais a situação;
— Em nível de nutrição, as implicações são consideráveis. O idoso não mastiga tão bem. As perdas dentárias não-compensadas ou malcompensadas (subavaliação da dimensão vertical de oclusão) alteram a eficácia do tempo bucal da deglutição. A diminuição salivar torna a mastigação de certos alimentos desagradável e interfere nas escolhas alimentares: o idoso comerá alimentos mais moles, em purê, batidos ou muito cozidos (portanto com perda de vitaminas) que não estimulam a salivação. A alimentação será, desse modo, menos variada, e carências podem surgir. O uso de próteses adaptadas resolve apenas parcialmente o problema, pois, mesmo que sejam bem realizadas, não permitem recuperar uma eficácia mastigatória comparável àquela do sujeito naturalmente com dentes. Por fim, a alteração da sensibilidade gustativa modifica também as escolhas alimentares: as pessoas idosas tendem a comer com mais açúcar e com mais sal, o que pode ser desfavorável ao equilíbrio de seu estado geral, especialmente em caso de diabete, comprometimento cardiovascular, hipercolesterolemia, hipertensão, etc.

O idoso edêntulo não pode, portanto, alimentar-se tão facilmente quanto o indivíduo normal. Ele orienta suas escolhas alimentares, expondo-se a carências prejudiciais a seu estado geral. A realização das próteses deve integrar esses parâmetros para permitir uma reabilitação global do paciente que vai ter de reaprender um gesto simples, comer, isto é, vai ter de reencontrar o prazer das refeições, colocar um pouco de cor e sabor em sua vida. As próteses permitem que isso aconteça, e, por outro lado, o cuidado com o fator alimentar vai facilitar a integração do paciente com seus aparelhos protéticos.

CASOS PARTICULARES

Evidentemente – e infelizmente – um edentulismo considerável não é somente apanágio das pessoas idosas. Ele atinge às vezes indivíduos jovens. A orientação das escolhas alimentares é, no entanto, idêntica: sendo o regime alimentar desequilibrado, o acompanhamento será similar. Posto isso, pode ser importante conhecer a origem da perda de dentes: cariosa, traumática, genética (tipo amelogênese imperfeita, anodontia, etc.) ou outra.

Não é raro que se realizem próteses totais em pacientes jovens que tenham perdido seus dentes devido à anorexia mental. O tratamento deve levar em conta estes parâmetros: a relação que o paciente anoréxico tem com a comida é inicialmente perturbada, e as extrações múltiplas e o uso de aparelhos acentuam o traumatismo psicológico e o sofrimento do indivíduo. O acompanhamento psicológico e nutricional é muito importante nesses casos.

Os problemas aparecem igualmente devido a aspectos sociais, em doentes imunodeprimidos e naqueles que têm problemas psicológicos. Na verdade, a indiferença em relação aos dentes e à sua conservação, a falta de educação alimentar, o abandono do ritual da refeição em família, a desvalorização da cozinha caseira, que é substituída pelos alimentos de *fast-food*, muito doces e muito calóricos, implicam a perda dos dentes cada vez mais cedo para uma certa parte da população.

2

Necessidades nutricionais e alimentação

Ao longo dos séculos, a alimentação e o modo de vida evoluíram consideravelmente. Hoje se sabe que alimentação e estado de saúde estão correlacionados. A variedade é uma garantia de equilíbrio, evitando, assim, os excessos e as carências. As quantidades são muito variáveis de um indivíduo a outro, conforme a idade, a atividade física, a temperatura externa, etc. Múltiplos fatores vão interferir nessas necessidades nutricionais. Alimentar-se é edificar, manter e proteger o organismo.

NECESSIDADES NUTRICIONAIS DO ADULTO

Há um mínimo de alimentos necessários para manter o equilíbrio metabólico de um adulto e satisfazer seus gastos energéticos. Os princípios de equilíbrio alimentar são idênticos para todos nós; apenas as necessidades em termos de energia fazem a diferença.

Gastos calóricos

Os gastos totais de energia dependem:
— do metabolismo basal, relacionado diretamente com a massa muscular, modulado segundo a idade e o sexo. Esse metabolismo representa de 60 a 70% dos gastos totais;

— da termogênese alimentar, cuja importância varia segundo a natureza e a quantidade dos alimentos consumidos. Por exemplo, as proteínas são os alimentos que têm a termogênese mais elevada. Esse gasto representa de 10 a 15% dos gastos totais;

— do gasto energético, variável em função da atividade física do indivíduo, de seu peso e de sua massa corporal. Esse gasto representa de 10 a 30% dos gastos totais.

Geralmente, admite-se que o gasto energético para um indivíduo adulto que tenha uma atividade física limitada é de 2.000 a 2.400 kcal/dia para os homens e de 1.600 a 2.000 kcal/dia para as mulheres. Esses valores são sensivelmente idênticos em todas as latitudes a despeito das variações alimentares locais. "Essa estimativa aproximada dos gastos corresponde ao que a quantidade de alimentos, instintivamente escolhida pela população – e isso em todas as regiões do mundo –, apresenta do ponto de vista energético."[2]

O homem adapta e regula sua alimentação naturalmente, a fim de cobrir os gastos. Evidentemente, isso só pode ser observado quando os indivíduos têm à sua disposição alimentos em variedade e em quantidade suficiente, o que nem sempre é o caso, apesar da abundância alimentar característica de nossa época: alguns grupos de indivíduos estão cada vez mais pobres e não dispõem de meios suficientes para satisfazer seus desejos. Eles estão, portanto, cada vez mais malnutridos. Por outro lado, um adulto que se alimente normalmente consome instintivamente uma porção alimentar idêntica àquela que pôde ser determinada cientificamente como ideal.

Do ponto de vista qualitativo, a distribuição diária dos alimentos para a manutenção de um adulto se estabelece da seguinte forma:

— protídeos: 80 a 100 g, o que corresponde a 330 a 410 kcal, ou seja, 15% da alimentação;

— glicídeos: 400 a 425 g, o que corresponde a 1.640 a 1.740 kcal, ou seja, 50% da alimentação;

— lipídeos: 55 a 65 g, o que corresponde a 495 a 585 kcal, ou seja, 30% da alimentação[2].

Os valores mais baixos são principalmente para as mulheres; os mais altos, para os homens.

Necessidades de nitrogênio e lugar dos protídeos na alimentação

Os protídeos são alimentos necessários à sobrevivência do indivíduo. São os únicos nutrientes que fornecem nitrogênio. Isso é demonstrado pela lei do equilíbrio nitrogenado. Um organismo nutrido normalmente não acumula reserva de nitrogênio (o balanço é igual a zero):

— um homem em equilíbrio alimentar ingere, por sua alimentação diária, de 90 a 100 g de protídeos, fornecendo 15 g de nitrogênio que são eliminados (14 g na urina, 1 g na matéria fecal);

— um indivíduo privado de protídeo (sendo o ganho energético excedente, por outro lado) elimina 2,5 g de nitrogênio em 24 horas, eliminação que corresponde ao catabolismo endógeno (respiração, postura, etc.) e é feita em detrimento dos protídeos do indivíduo (músculo);

— 16 g de protídeos parecem, portanto, suficientes para manter o equilíbrio nitrogenado, mas não é um valor significativo; o balanço nitrogenado é negativo e a absorção de protídeos aumenta a eliminação nitrogenada: trata-se do catabolismo exógeno;

— o valor biológico dos protídeos varia de forma muito considerável, entre 30 e 90%, pela diversidade dos aminoácidos que os compõem (proteínas, peptídeos, etc.). Um ganho quotidiano exógeno de 60 g é, portanto, o mínimo necessário, vital, para satisfazer as necessidades do organismo. Esse valor varia em função da idade, da atividade do indivíduo e do valor biológico dos protídeos ingeridos para manter a massa muscular[2].

Como o organismo busca permanentemente realizar o equilíbrio nitrogenado, observa-se uma eliminação variável em função da quantidade de protídeos ingeridos, exceto no período de crescimento, em que o balanço nitrogenado deve ser positivo para permitir a elaboração de novos tecidos. Na ausência de ganho protéico exógeno, o corpo consome suas próprias reservas, ou seja, a massa muscular. Pode-se compreender facilmente que, em caso de carência de protídeos, ocorrerá um emagrecimento muscular e uma grande fadiga, sobretudo nas pessoas idosas e nas anoréxicas.

A totalidade dos gastos nitrogenados deve, portanto, ser compensada por ingestão diária em quantidade igual ou superior à perda, já que os protídeos participam de forma desigual na reposição das necessidades energéticas.

As proteínas são reduzidas a elementos simples assimiláveis pelo organismo: serão assim hidrolisadas, transformadas em aminoácidos absorvíveis pelo intestino e metabolizáveis pelas células. Esses diferentes aminoácidos não têm todos o mesmo valor nutritivo: alguns são indispensáveis para satisfazer as necessidades de manutenção e não são sintetizados pelo organismo, devendo, portanto, ser supridos pela alimentação; outros não são indispensáveis. As diversas proteínas não são, desse modo, equivalentes em eficácia, pois algumas são mais ricas em aminoácidos indispensáveis do que outras. Essa constatação leva a estabelecer um valor biológico e nutricional próprio a cada proteína em função da quantidade de aminoácidos indispensáveis que ela contém.

A porção protéica representa, aproximadamente, 15 a 20% da parte comestível de um alimento, isto é, 50% do peso seco. Assim, para satisfazer uma quantidade mínima de protídeos, é preciso o dobro ou o triplo da quantidade retida pelo organismo, ainda mais na medida em que a ingestão de protídeos aumenta o gasto energético. Um ganho de protídeos excedente não acarreta problemas, uma vez que pode participar da cobertura das necessidades energéticas. Estima-se, portanto, a quantidade necessária em protídeos entre 1 e 1,2 g por dia e por quilo, ou seja, 65 a 75 g de protídeos no mínimo para uma pessoa de 65 kg[2].

Um organismo humano precisa de 100 g de carne ou 120 g de peixe + 1 ovo + uma xícara de leite semidesnatado + 1 iogurte + 30 g de queijo + 4 colheres de sopa de queijo branco.

Necessidades glicídicas e lugar dos glicídeos na alimentação

A cobertura das necessidades protéicas garante apenas 15 a 18% das necessidades energéticas de manutenção. Há, portanto, uma falta de calorias indispensáveis que deve ser suprida pelos glicídeos e pelos lipídeos. Para respeitar o equilíbrio alimentar, uma quantidade mínima de glicídeos é necessária, pois:

— os glicídeos têm um papel de preservação da reserva protéica, isto é, reduzem o catabolismo protéico endógeno. Durante o jejum, a eliminação nitrogenada aumenta até 8 a 12 g em 24 horas. Esses valores são o reflexo de um catabolismo intenso que é consideravelmente reduzido pela ingestão de glicídeos, enquanto a única cobertura das necessidades energéticas pelos lipídeos o reduz muito pouco. O papel de reserva desempenhado pelos glicídeos é explicado pelo fato de que a glicose é o alimento nutritivo escolhido pelas células do organismo;

— os glicídeos protegem o organismo contra a acidose. De fato, a supressão dos glicídeos provoca um aumento dos metabólitos ácidos, provocado pela utilização compensatória, raramente grande, dos lipídeos. Observa-se um aumento rápido da oxidação dos ácidos graxos e das proteínas teciduais, já que as reservas glicídicas do organismo são baixas.

O glicogênio hepático e muscular é usado rapidamente. O aumento do catabolismo protéico endógeno que se manifesta devido à carência glicídica resulta em um metabolismo imperfeito dos aminoácidos e, portanto, em uma absorção insuficiente.

Os glicídeos devem representar de 50 a 55% da dieta alimentar, cujos dois terços de açúcares lentos estão presentes nos grãos de leguminosas (feijão seco, lentilha, fava, ervilha, etc.) e nos tubérculos (batatas). Eles permitem um aporte de energia por um tempo bastante longo, pois são assimilados lentamente pelo organismo.

Os açúcares de assimilação rápida estão presentes nas frutas, nas bebidas doces, nas balas, etc. Eles provocam uma elevação rápida e brutal da glicemia, levando a uma secreção elevada de insulina; influenciam nas funções neurofisiológicas; e apresentam um poder societógeno importante: a diminuição da glicemia é o principal iniciador da sensação de fome.

Em repouso, os ácidos graxos satisfazem o conjunto das necessidades energéticas, mas, no caso de uma atividade física intensa, os glicídeos operam tal função.

De todos os alimentos, os glicídeos são os mais digeríveis e os mais facilmente assimiláveis. Além disso, são alimentos muito econômicos: entende-se assim por que as categorias socioeconômicas desfavorecidas dão um lugar preponderante aos glicídeos[2].

Um organismo humano precisa de 350 a 450 g de glicídeos por dia, ou seja, ½ pão francês ou 6 torradas + 300 g de massas ou de arroz cozido + 1 banana + 1 laranja + 3 biscoitos + 2 a 3 torrões de açúcar* + 15 g de doce de frutas.

Necessidades lipídicas e lugar dos lipídeos na alimentação

As necessidades de lipídeos são de 1 g/kg/dia. São indispensáveis em uma dieta equilibrada. Sua carência provoca distúrbios caracterizados por lesões cutâneas, mesmo se o ganho energético for suficiente e o organismo for capaz de fazer a síntese dos ácidos graxos. Os lipídeos têm a função de transportar vitaminas lipossolúveis (A, D, E, K).

Os lipídeos são constituídos por três tipos de ácidos graxos:

— Ácidos graxos saturados, responsáveis pelo depósito de gordura nas artérias, estão presentes nos alimentos de origem animal: carnes gordas, ovos, frios, manteiga, etc.;

— Ácidos graxos monoinsaturados, favoráveis ao organismo, pois fornecem bom colesterol (HDL-colesterol) e estão presentes nos óleos de origem vegetal, especialmente no azeite de oliva;

— Ácidos graxos poliinsaturados, ditos "essenciais", pois o organismo é incapaz de sintetizá-los e, ao mesmo tempo, são indispensáveis ao seu bom funcionamento: ácidos linoléico, linolênico ou araquidônico. Só podem ser fornecidos pela alimentação, principalmente pelos óleos de origem vegetal (de girassol, soja, colza e milho), mas também pelos peixes.

As necessidades quantitativas são de 2 a 4 g por dia de ácidos graxos, o que corresponde a um ganho lipídico de 50 a 60 g/dia. Esse ganho compensa as necessidades em ácidos graxos poliinsaturados. Esses alimentos têm um alto valor energético (9 kcal/g) e agem ativamente contra o frio. Por transportarem vitaminas lipossolúveis, permitem igualmente conservar a elasticidade cutânea[2].

---

* N. de T. Um torrão de açúcar – forma convencional na França – equivale a 5 g de açúcar. Além disso, vale lembrar que o açúcar usado pelos franceses é proveniente da beterraba, e não da cana-de-açúcar como no Brasil.

Um organismo humano necessita de 60 g de lipídeos por dia, ou seja, 10 g (2,5 colheres de café) de manteiga + 10 g (2 colheres de café) de óleo + 5 g (1 colher de café) de margarina, que vêm complementar as gorduras fornecidas pelo restante dos alimentos.

Necessidades de nutrientes não-energéticos

Necessidades de vitaminas

Essas moléculas, indispensáveis do ponto de vista nutricional, são fornecidas somente pela alimentação, uma vez que o organismo não consegue sintetizá-las. A supressão vitamínica acarreta a doença por carência. Essa doença só desaparece com a ingestão da vitamina ausente ou de moléculas específicas, não dotadas de atividade propriamente vitamínica por si mesmas, mas capazes de serem transformadas pelo organismo em vitamina ativa: trata-se das provitaminas[3].

Todas as vitaminas, com exceção das vitaminas A e D, agem nas etapas do metabolismo. A carência de alguma das vitaminas bloqueia, portanto, uma das cadeias metabólicas e reflete no conjunto do organismo.

Necessidades de sais minerais

Os sais minerais encontram-se em grande quantidade no organismo, tais como cálcio, cromo, cobalto, enxofre, etc. Esses elementos são eliminados pelos emunctórios e, portanto, devem ser repostos pela alimentação diária. As necessidades são diferentes em função dos elementos considerados, por exemplo:

— 5 g de cloreto de sódio, fornecido amplamente pelo uso do sal de mesa;
— 2 a 4 g de potássio;
— 1 a 3 g de fósforo;
— 15 mg de zinco para o homem e 12 mg para a mulher;
— 15 mg de ferro;
— 0,8 a 0,9 g de cálcio;
— 0,3 g de magnésio;
— 0,15 a 0,3 mg de iodo.

Necessidades hídricas

De 60 a 70% do peso do ser humano são compostos de água. Esta garante a tonicidade das células, o transporte dos elementos nutritivos e uma boa regulação térmica corporal. Ela é regularmente eliminada durante o dia por meio dos distintos emunctórios: sudação, função renal e respiração. É preciso, desse modo, renovar diariamente as reservas hídricas.

Necessidades de fibras alimentares

As fibras alimentares são nutrientes que resistem à digestão pelas enzimas glicolíticas secretadas pelo intestino delgado. Elas se estabelecem na parede das células vegetais. Essas fibras são classificadas em função de seu caráter solúvel ou insolúvel na água. O consumo de fibras alimentares deve ser de 30 a 40 g por dia (10 g de fibras correspondem, por exemplo, a 15 a 20 g de farelo de trigo).

As ações das fibras alimentares são múltiplas:
— as fibras hidrossolúveis, como a pectina, graças ao seu poder adsorvente, desaceleram a limpeza gástrica dos líquidos, prevenindo assim a desidratação;
— as fibras alimentares aumentam de forma moderada a excreção fecal do colesterol. Na verdade, as fibras acarretam uma diminuição da atividade da amilase e da lipase pancreática. Em compensação, uma enorme ingestão de fibras pode acarretar uma má-absorção global das proteínas, traduzindo-se por um crescimento da perda fecal de nitrogênio (2 g por dia em vez de 1 g). Além disso, elas diminuem o ritmo de absorção de glicose (porém sem provocar má-absorção);
— as fibras têm um efeito preventivo contra o câncer de cólon e reto, participam do tratamento das diverticuloses cólicas jovens e assintomáticas e diminuem a resposta glicêmica da glicose, o que permite um melhor controle glicêmico no diabético;
— a absorção das fibras diminui a limpeza gástrica e, portanto, a sensação de fome, podendo então ser usadas nas dietas de emagrecimento, especialmente com os obesos;
— finalmente, o aumento das fibras na alimentação permite tratar o problema da constipação idiopática ou funcional, pelo aumento do peso das fezes.

As fibras alimentares só são eficazes se acompanhadas de água.

Quando os intestinos são frágeis, sensíveis às colonopatias, recomenda-se reduzir a quantidade de fibras cruas. Deve-se, sim, privilegiar as pectinas das frutas e dos legumes cozidos[4].

CATEGORIAS DE ALIMENTOS

Os alimentos são produtos complexos, presentes na natureza e que o indivíduo prepara, cozinha, conserva e adapta ao seu modo de vida. Cada alimento é composto de um certo número de nutrientes necessários à sobrevivência e ingerido pelo organismo para compensar os gastos energéticos (Figura 2-1).

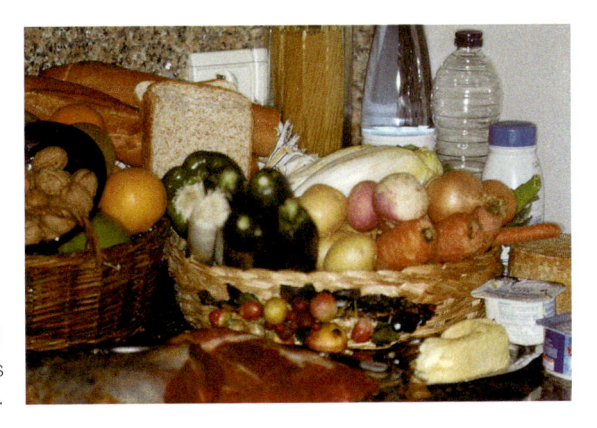

Figura 2-1
As diferentes categorias de alimentos.

O equilíbrio nutricional provém de uma boa distribuição alimentar e converge para a noção de refeição[5].

Os alimentos são agrupados em função de diferentes critérios: uma composição parecida em nutrientes, um valor nutricional idêntico, uma estimulação do apetite comparável a um mesmo valor cultural em um grupo social. Os alimentos estudados neste livro são aqueles utilizados na França*[6].

---

* O encarte que acompanha este livro e alguns cardápios adaptados à culinária brasileira estão disponíveis para impressão em www.artmed.com.br

Os alimentos são agrupados em seis categorias:
— produtos lácteos;
— carnes, peixes e ovos;
— legumes e frutas;
— pão, cereais, leguminosas e batatas;
— matérias graxas;
— bebidas.

Um estudo rápido de cada uma dessas categorias nos permitirá situá-las melhor.

Produtos lácteos

São ricos em proteínas e em lipídeos e contêm glicídeos (Figura 2-2). O leite é um alimento tão completo que constitui a única refeição do bebê durante os primeiros meses.

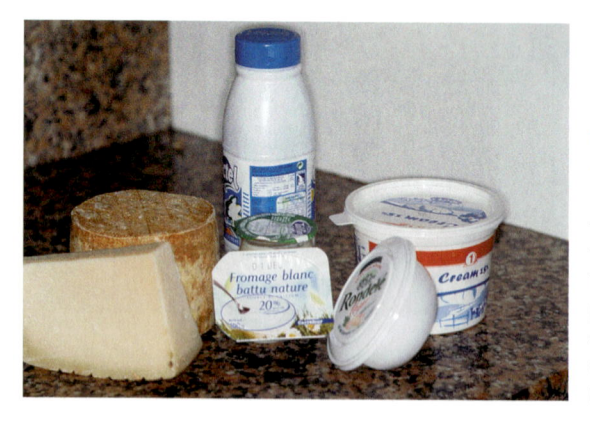

Figura 2-2
O leite e os produtos lácteos são fundamentais para o fornecimento de cálcio. Três produtos lácteos permitem satisfazer, somados ao restante da alimentação, as necessidades de cálcio.

Os produtos lácteos são uma fonte importante de cálcio, potássio, sódio e vitaminas A, B, D e E. Participam igualmente da reposição diária de proteínas. Uma falta de produto lácteo vai gerar uma falta de cálcio, que provoca, por sua vez, a longo prazo, osteoporose. É preciso manter a massa óssea o mais densa possível, a fim de evitar os problemas de fraturas e suas complicações. Esses produtos são, portanto, absolutamente necessários para conservar o equilíbrio alimentar.

Leite

É composto de 80% de água, 6% de glicídeos, 4% de lipídeos e 3,5% de proteínas, no caso do leite de vaca (Tabela 2-1). Essas proteínas são a caseína, a albumina e as globulinas[4]. Os diferentes derivados do leite são a manteiga, a nata, os queijos e os iogurtes. A manteiga será estudada com o grupo das matérias graxas.

Nata

É composta de 60% de água, 35% de lipídeos, 2% de proteínas e vitaminas.

Tabela 2-1 Composição dos diferentes tipos de leite

	Desnatado	Semidesnatado	Integral
Calorias por litro	360	490	640
Lipídeos (%)	0,2	1,5	3,5
Protídeos (%)	3,5	3,5	3,5
Glicídeos (%)	6	6	6

Queijos

Seu teor em proteínas e em lipídeos é inversamente proporcional à quantidade de água que contêm (de 10 a 30%). Seu teor em glicídeos é geralmente baixo, diminuindo à medida que o queijo fermenta. Eles são ricos em cálcio e em sódio[4].

Os queijos de consistência dura, como o *emmenthal*, o *gruyère* e o *comté*, contêm aproximadamente 30 g de proteínas em 100 g. Os queijos de consistência mole, como o *camembert* e o *coulommiers*, contêm aproximadamente 20 g de proteínas em 100 g. Quanto mais duro o queijo, mais rico em cálcio.

Devido ao seu alto teor de lipídeos (> 45%), a maioria dos queijos é desaconselhada às pessoas que têm colesterol alto.

Os queijos brancos (Tabela 2-2) são excelentes complementos alimentares, pois fornecem proteínas sem aumentar a quota de lipídeos[4].

Tabela 2-2	Composição dos diferentes tipos de queijo branco		
	Em 0%	Em 20%	Em 40%
Lipídeos (%)	0,3	3,5	7,5
Protídeos (%)	8	9,5	7,5

Os queijos são alimentos alternativos, interessantes quando o paciente não pode comer carne por falta de dentes, pois podem ser raspados e misturados muito facilmente à comida em forma derretida.

Iogurtes

Contêm 5,2% de proteínas, 0,4 a 2,6% de lipídeos em função de sua composição (frutas, leite integral, leite desnatado, etc.) e de 6 a 18% de glicídeos em função do açúcar. São obtidos por fermentação do leite com os bacilos lácticos. Puros ou preparados com leite desnatado, eles fornecem relativamente pouca caloria (35 cal/100 g) e são uma fonte interessante de cálcio e de proteínas (Tabela 2-3)[4].

Tabela 2-3	Composição dos diferentes tipos de iogurte		
	Em 0%	Normal	Com leite integral
Lipídeos (%)	0,2	1,2	3,5
Protídeos (%)	4,5	4,3	4,2

Os produtos lácteos permitem cobrir, em parte, as necessidades diárias de cálcio, chegando a 900 mg para o adulto e a 1.500 mg para uma pessoa idosa.

Para satisfazer as necessidades diárias de cálcio, deve-se consumir, por exemplo, em um dia: 1 xícara de 250 mL de leite semidesnatado (200 mg de cálcio) + 1 porção de 30 g de gruyère ou algo equivalente ao queijo de consistência dura (40 mg de cálcio) + 2 iogurtes (2 x 150 mg de cálcio) + 4 colheres de sopa de queijo branco (100 mg de cálcio) + 40 g de bleu ou algo equivalente ao queijo de consistência mole (30 mg de cálcio) + 200 mg de brócolis + 1 laranja.

A água e o restante da alimentação são complementares e permitem alcançar os 900 mg ou os 1.500 mg exigidos.

Carnes, peixes e ovos

Esses alimentos são uma fonte importante de proteínas (de 15 a 25%), mas são igualmente ricos em lipídeos, ao passo que não fornecem glicídeos. Suas preparações culinárias mais comuns favorecem sua apreensão pelos sucos digestivos. Ao contrário, um tratamento térmico muito alto ou muito prolongado diminui sua digestibilidade.

Carnes

Os protídeos representam de 15 a 25% da parte comestível (de 50 a 80% do peso seco). A carne é rica em proteínas que fornecem aminoácidos essenciais para construir e renovar a massa muscular.

A carne é também a principal fonte de ferro: 25% do ferro contido na carne passam para nossas células. É a carne vermelha, sobretudo de gado, que o contém em maior quantidade. Ela favorece também a passagem de ferro contido nos legumes para nosso organismo. Por outro lado, o chá e o café dificultam a absorção do ferro contido nos vegetais, enquanto a vitamina C é um ativador de absorção. A carne fornece igualmente fósforo e vitaminas B.

As carnes fornecem, aproximadamente 200 cal/100 g e, no caso das carnes gordas, como a de porco, 400 cal/100 g.

No caso de dietas hipolipídicas, é importante conhecer os valores em lipídeos, que são bastante variáveis segundo o animal e a parte em questão (Tabela 2-4)[4].

Tabela 2-4 Composição dos diferentes tipos de carne e seus produtos									
	Cavalo	Vitela	Gado	Ovelha	Coelho	Aves	Miúdos	Frios	Ovos
Lipídeos (%)	5	10	15	20	8	5	10-20	20-40	12
Protídeos (%)	22	20	18	16	21	22	5	10-15	13

Peixes

Os protídeos constituem de 15 a 25% de sua parte comestível, e sua pobreza em colágeno lhes confere uma melhor digestibilidade. Fornecem também vitaminas B, vitaminas lipossolúveis e ácidos graxos essenciais.

Os moluscos e os crustáceos são muito ricos em sódio e em cálcio, mas também em ácidos graxos e, portanto, são desaconselhados nas dietas impostas às pessoas que apresentam colesterol alto.

As quantidades de lipídeos variam conforme o peixe (Tabela 2-5)[4].

	Tabela 2-5	Composição dos diferentes tipos de peixe				
	Pescada, dourado	Sardinhas, arenque	Atum, congro	Salmão	Moluscos	Crustáceos
Lipídeos (%)	1-5	5-10	10	10	2	1-2
Protídeos (%)	20	20	20	20	10	20

Ovos

As proteínas constituem 13% do ovo inteiro. Os ovos são ricos em fósforo, em ferro, em vitaminas B, A e D. Os lipídeos são unicamente encontrados na gema e constituem 12% do ovo. O valor calórico de um ovo é de 76 kcal. Os ovos têm um valor biológico de 93%: fornecem 13% de proteínas e 12 g de lipídeos em 100 g.

Essa parte protéica muito aproveitada do ovo faz dele um alimento usado em inúmeros pratos. Em compensação, são desaconselhados às pessoas que apresentam uma taxa de colesterol elevada.

Os ovos permitem compensar a incapacidade de comer carnes, difíceis de serem mastigadas por uma pessoa edêntula e/ou mal-aparelhada.

Legumes e frutas

Esse grupo comporta alimentos bastante diversos, mas que têm em comum uma grande quantidade de água. São ricos em glicídeos, fibras, cálcio e vitaminas. Essas vitaminas são muito lábeis e podem ser modificadas pelo cozimento. São indispensáveis à manutenção de uma boa saúde. Ora, com exceção da vitamina K, fabricada pela flora microbiana do intestino, e da vitamina D, sintetizada pela pele através do sol, nosso organismo não sabe fabricar esses elementos.

As pessoas edêntulas modificam seu comportamento nutricional, o que acarreta deficiências de vitaminas, tendo, como conseqüências, fadiga, distúrbios do sono e da memória.

"O componente não-energético desses alimentos, isto é, fibras e micro-nutrientes, desempenha um papel importante na prevenção de algumas doenças"[7].

As fibras são propostas como adjuvantes terapêuticas em um certo número de patologias, tanto a título preventivo quanto curativo.

As fibras alimentares hidrossolúveis, como a pectina, contidas nas frutas, nos legumes e nos grãos, diminuem a taxa sérica do "mau" colesterol (LDL) e de triglicerídeos e, por outro lado, não têm ação sobre as taxas do "bom" colesterol (HDL e VLDL).

Legumes e frutas frescas

Contêm de 80 a 95% de água (Figura 2-3). Seu teor de glicídeo é variável: 10% para os citrinos, de 10 a 15% para as frutas com caroço e sementes e mais de 15% para as uvas, as bananas e os figos, ou seja, 20 g a cada 100 g, o que significa que sua quantidade de glicídeos deve ser levada em conta (Tabela 2-6). As frutas frescas contêm de 2 a 4 g de fibras a cada 100 g de peso seco. Essas fibras são necessárias em quantidades moderadas para o bom funcionamento do intestino[4].

Figura 2-3
As frutas e os legumes são ricos em fibras (celulose, pectina) e em vitaminas. O cozimento provoca uma perda de vitaminas e de micronutrientes.

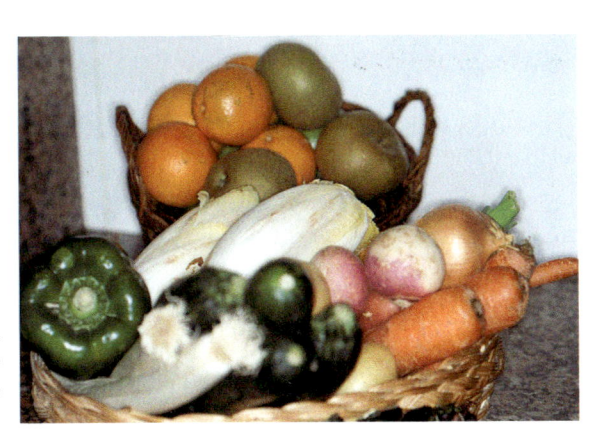

Tabela 2-6	Teor de glicídeos dos diferentes tipos de legumes e frutas			
Glicídeos (%)	5	10	15	20
Legumes	Abóbora, champignon, espinafre, tomate, alho-poró, alface	Beterraba, cenoura, vagem, nabo, cebola	Alcachofra, feijão-branco, ervilha partida	Batata, ervilha, grão-de-bico
Frutas	Framboesa, groselha, melão, melancia	Citrino, damasco, abacaxi, morango, mirtilo, pêssego, ameixa	Cassis, cereja, nectarina, pêra, maçã	Banana, figo, uva

Frutas oleaginosas

Ocupam um lugar à parte devido ao seu baixo teor de água (45% no máximo) e à sua riqueza em lipídeos (35%). Seu valor calórico é, pois, elevado: 400 kcal/100 g. São ricas também em proteínas (Tabela 2-7) e em magnésio[4].

Esses alimentos são muito calóricos e freqüentemente salgados quando servidos como aperitivo.

Tabela 2-7	Composicão dos diferentes tipos de fruta oleaginosa			
	Amêndoa	Amendoim	Nozes, avelã	Pistache
Magnésio (mg/100 g)	252	125	134	158
Lipídeos	54	50	60	20
Protídeos (%)	20	25	15	2

Cereais, leguminosas e tubérculos

Esses alimentos constituem fontes de glicídeos, proteínas e magnésio. Integram uma parte importante dos ganhos energéticos e protéicos, contanto que se escolham produtos de grãos inteiros. No entanto, as proteínas animais são um pouco superiores aos protídeos de origem vegetal. O uso de produtos refinados provoca o desaparecimento de certas vitaminas e das fibras que têm um efeito benéfico para o funcionamento do intestino. Os açúcares lentos ou glicídeos complexos entram na composição desse grupo. São assimilados lentamente pelo organismo e vão, portanto, ser fonte de energia por um período bastante longo. Esses açúcares lentos, bem como as fibras, são sacietógenos e evitam o retorno muito rápido da sensação de fome (Figura 2-4).

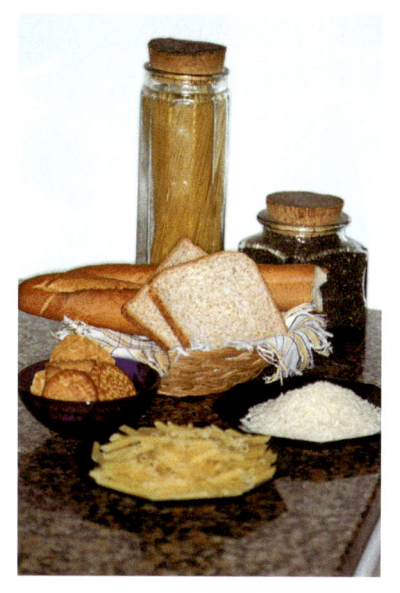

Figura 2-4
Os cereais. As féculas ou açúcares lentos fornecem energia. As proteínas das leguminosas (feijão, lentilha, etc.) associadas às dos cereais podem ter um valor nutricional equivalente ao das proteínas de origem animal.

O valor biológico em protídeos é de 67% para o trigo integral, de 56% para a família das ervilhas e de 38% para o feijão cozido. Esses alimentos são elementos interessantes para substituição no caso de pacientes edêntulos, mal-aparelhados ou não-aparelhados, pois são mais fáceis de mastigar do que a carne.

Trigo

Encontram-se nessa categoria a farinha, o pão, as torradas, os biscoitos e as massas. A farinha contém, aproximadamente, 10% de proteínas, e o pão, somente 7%. A farinha é rica em fósforo e em vitamina B1. Os pães brancos e integrais são muito ricos em vitaminas de todo tipo e em oligoelementos. Os grãos de trigo contêm 336 mg de magnésio a cada 100 g. As torradas e os biscoitos veiculam os mesmos valores nutritivos que a farinha, mas sua densidade nutritiva é baixa, devido a seu alto teor de gorduras e de açúcar. Os biscoitos contêm 73 g de glicídeos em 100 g e o pão, 50 g em 100 g. É preciso evitar as torradas e os biscoitos ricos em gorduras e em açúcar.

As massas alimentares são compostas de açúcares lentos (18 g de glicídeos em 100 g), que são uma reserva energética bem conhecida pelos esportistas, a serem consumidas de 2 a 4 horas antes de um grande esforço.

Outros cereais

Essa categoria comporta o arroz, o milho, o centeio, a aveia e a cevada. Os cereais são ricos em magnésio: os flocos de aveia contêm 145 mg/100 g, a farinha de milho, 106 mg/100 g, o pão de centeio, 46 mg/100 g.

O pão de centeio e o pão integral contêm uma proporção de fibras interessante: de 7 a 10 g em 100 g. Esses pães voltaram à moda e essas farinhas eram muitas vezes usadas no lugar da farinha de trigo nas receitas antigas.

O arroz é rico em vitamina B quando é integral. Descascado, polido e às vezes congelado, o arroz perde uma grande parte de suas vitaminas B1: de 0,29 mg em 100 g, no caso do arroz integral, passa para 0,7 mg, no caso do arroz polido. Deve-se, portanto, dar preferência ao arroz integral, mais rico em vitaminas.

Leguminosas

É a família dos legumes secos, das lentilhas, das ervilhas, dos feijões, da ervilha partida e dos grãos-de-bico, da soja e do amendoim.

Esses alimentos têm um teor elevado de proteínas (de 25 a 35%). A composição dessas proteínas em aminoácidos se aproxima daquela da carne. Esses legumes são ricos em ferro, fósforo, magnésio (de 100 a 200 mg/100 g) e em vitamina B. Seu valor calórico depende de seu teor em lipídeos. A soja e sobretudo o amendoim são ricos em lipídeos e apresentam, desse modo, um valor calórico considerável. Esses alimentos são igualmente ricos em fibras, o que explica o sucesso de outrora das "sopas camponesas" e dos pratos ricos em lentilha e em feijão, pois, antigamente, a carne era rara, cara e difícil de ser conservada. As leguminosas devem ser consumidas em pequenas quantidades quando não se está habituado[4].

As leguminosas são substitutos interessantes nos casos de edentulismos extensos, pois são mais fáceis de comer do que as carnes. Não se deve hesitar em prepará-las em forma de purê ou de sopa, o que permite eliminar a pele e torná-las mais digeríveis.

A soja é o grão mais rico em proteínas (40%). Ela contém muitas fibras e ácidos graxos essenciais (ácidos linoléico e alfa-linolênico). O grão de soja não é digerível da mesma forma e deve ser transformado.

A partir do leite de soja, faz-se o "tofu" ou queijo de soja rico em proteínas (12%), capaz de satisfazer as necessidades quantitativas e qualitativas de proteínas e de reduzir bastante o mau colesterol[4].

Matérias graxas

Elas são obtidas por preparação de produtos animais ou vegetais, sendo uma fonte essencial de lipídeos e de calorias (**Figura 2-5**). Os ganhos lipídicos diários recomendados devem garantir de 30 a 35% da porção energética da dieta total. Eles podem ser obtidos pelo consumo de óleo vegetal e gorduras animais. É preciso considerar os lipídeos escondidos nos alimentos. Essas matérias graxas são necessárias em quantidade limitada, especialmente para a preservação da pele.

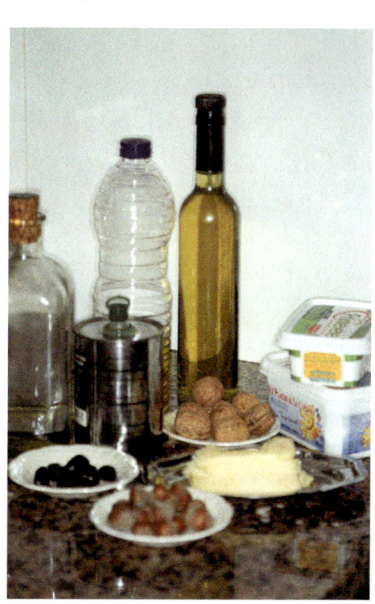

Figura 2-5
As matérias graxas de origem animal ou vegetal são fontes interessantes de vitaminas A e E.

Manteiga

É rica em colesterol, em vitaminas A, D e E, mas essas duas últimas vitaminas não resistem ao cozimento. Contém, além disso, de 30 a 40 g de matérias graxas em 100 g.

Óleos vegetais

Classificam-se dois tipos de óleos em função do procedimento de fabricação:
— os óleos de frutas obtidos por pressão;
— os óleos de grãos obtidos por trituração.

Encontram-se atualmente óleos ricos em vitamina E, em ácidos graxos monoinsaturados e poliinsaturados essenciais que contêm ácidos alfa-linolênicos e ácidos linoléicos.

Margarinas

São obtidas pela hidrogenação catalítica dos óleos. Há margarinas ricas em ácidos graxos essenciais que contêm ácidos alfa-linolênicos e ácidos linoléicos. Seu valor calórico fica em torno de 740 cal/100 g (em vez das 900 cal/100 g no caso da manteiga e dos óleos). Vale salientar também os produtos enriquecidos com ômega-3, recomendados para pacientes que têm colesterol alto.

As margarinas são mais digeríveis e freqüentemente recomendadas nas dietas pobres em lipídeos.

Bebidas

Nosso corpo é constituído de 70% de água. A água desempenha um papel importante na eliminação renal, no equilíbrio térmico do corpo, na ingestão de elementos nutritivos às células, etc. (Figura 2-6).

Ora, a cada dia, um adulto perde aproximadamente 2,5 L de água. Como a alimentação fornece 1 L de água, é necessário, pois, beber 1,5 L de água por dia. Além disso, a composição da água em sais minerais permite completar os ganhos em oligoelementos.

Café e chá

São usados por suas qualidades estimulantes. Seu acréscimo calórico é nulo, mas o excesso de café ou chá provoca taquicardia, insônia, agitação, anorexia e diminuição da absorção intestinal, especialmente do ferro. Em compensação, 1,5 L por dia de chá verde, pouco ansiógeno, fornece tânicos benéficos para a prevenção da doença de Alzheimer e participa da prevenção do colesterol.

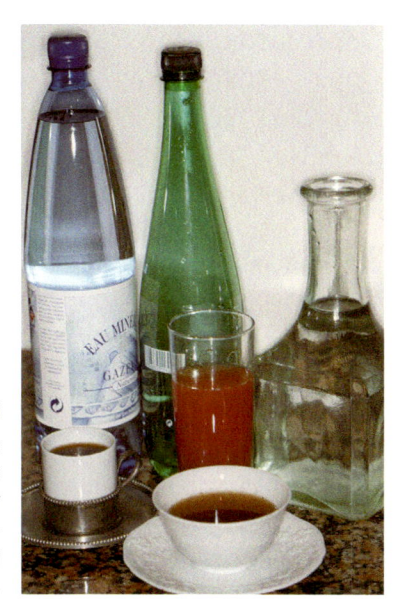

Figura 2-6
As bebidas em todas as suas formas não devem ser negligenciadas. Deve-se consumi-las em todas as refeições.

Vinho e bebidas alcoólicas

O vinho contém ácidos orgânicos, compostos aromáticos, taninos, sais minerais e vitaminas B. Dois a três copos por dia de bom vinho, isto é, tânico, são aconselhados para a prevenção da doença de Alzheimer. As bebidas alcoólicas, ainda que fonte de energia importante, não são indispensáveis.

Refrigerantes

São as bebidas que contêm açúcares rápidos em quantidades muito altas. Os refrigerantes são muito agradáveis ao paladar e as pessoas os consomem cada vez mais. É preciso, no entanto, lembrar-se de que uma garrafa de refrigerante contém o equivalente a 15 torrões de açúcar[8]. Os refrigerantes ditos *light* têm um gosto muito açucarado devido aos edulcorantes que substituem o açúcar. O cérebro, enganado por esse gosto pronunciado, vai induzir a secreção de insulina pelo pâncreas, criando assim uma hiperglicemia inútil e, portanto, nefasta (Figura 2-7).

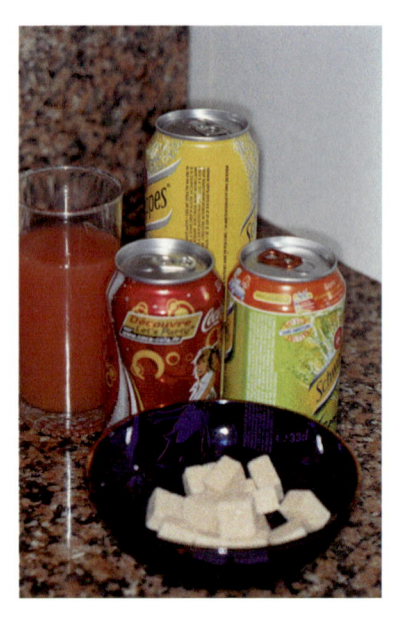

Figura 2-7
Os refrigerantes e as bebidas açucaradas: uma garrafa de refrigerante corresponde a 15 torrões de açúcar.

Deve-se, porém, privilegiar o prazer comendo de tudo moderadamente. Nada é proibido, contanto que não haja abuso.

NECESSIDADES NUTRICIONAIS DA PESSOA IDOSA

Tudo o que foi dito até agora diz respeito a pessoas em bom estado de saúde, em condições normais. Entre as pessoas idosas, há um número não desprezível de doentes crônicos, indivíduos cujas funções estão alteradas ou cuja situação de pobreza foge à regra. Isso leva a variações nas doses necessárias e a modificações dos hábitos alimentares[9, 10].

As pessoas desfavorecidas têm um ganho calórico inferior em 10% em comparação com a média da população. No caso das vitaminas A e C, presentes nos alimentos mais caros, a diferença pode chegar a 40%. No idoso, as doenças dos órgãos intestinais (úlceras) impedem a redução da vitamina C, que não é mais absorvida no nível do intestino. Da mesma forma, nos consumidores de álcool, observa-se uma alteração da absorção da vitamina B1.

Além disso, não se pode abordar as necessidades nutricionais da pessoa de idade sem considerar o contexto no qual ela evolui[11]. O envelhecimento é um fenômeno complexo que compreende modificações moleculares, celulares, fisiológicas e psicológicas. As necessidades nutricionais do idoso dependem, em grande parte, de seu estado geral. Com efeito, uma pessoa de 70 anos, dinâmica e esportista, consome mais do que uma pessoa de mesma idade enferma e que viva em coletividade. Da mesma forma, uma pessoa de 60 anos não pode ser comparada a uma pessoa de 85[12].

O consumo de vitaminas pelas pessoas idosas é influenciado pelas modificações de seus hábitos alimentares, pois a mastigação se torna difícil quando os dentes são substituídos por próteses antigas, que se tornaram inadequadas[13-15], e também pela solidão durante as refeições. A grande diferença entre a fisiologia de um organismo jovem e a de um organismo de idade está em sua capacidade de adaptação. Um organismo jovem vai compensar, de certa forma, as influências nocivas das carências e pode alcançar um estado normal quando a alimentação volta a ser equilibrada, ao passo que o organismo de um idoso não tem mais essa capacidade: as conseqüências serão, portanto, mais sérias [2, 3, 16-18].

É preciso manter as necessidades nutricionais dos pacientes idosos em um grau excelente: o equilíbrio alimentar é a garantia de uma saúde melhor.

Sem contar os problemas econômicos pelos quais passam muitas pessoas idosas, a alteração de um estado nutricional (Figura 2-8) pode se dar de três modos:
— um modo agudo e brutal: constata-se uma baixa dos ganhos nutricionais devida a um traumatismo físico ou psíquico;
— um modo rapidamente evolutivo: a má nutrição vem junto com uma doença grave (câncer, Alzheimer, etc.). Observa-se perda de peso e alteração do estado nutricional sem que os mecanismos reais sejam realmente conhecidos. A diminuição dos ganhos alimentares aumenta o gasto energético quando se está doente;

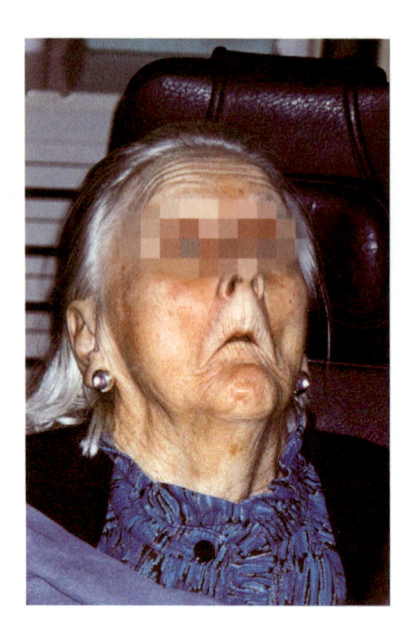

Figura 2-8
Alterações do estado nutricional: a pessoa idosa terá muita dificuldade de se recuperar de um grande emagrecimento.

— um modo regressivo, como conseqüência das deficiências que acompanham a velhice: perdas visuais, locomotoras, etc., que dificultam a busca dos alimentos ou a preparação das refeições. Aos poucos, essa diminuição de atividade física e dos ganhos protéicos passa a ser acompanhada por uma perda de massa muscular (sarcopenia).

A má nutrição (Figura 2-9) é muito freqüente nas pessoas idosas, de maneira esquemática, por:
— uma razão exógena: perda de apetite, dificuldades de alimentação causadas pela perda dos dentes e por um mau estado bucodental[13, 19-25], ingestão de medicamentos que diminuem o apetite e o paladar [26];
— uma razão endógena por hipermetabolismo relacionado a uma síndrome inflamatória crônica: por exemplo, nota-se um aumento dos gastos energéticos ligados à hipertermia.

Não se deve considerar normal o emagrecimento da pessoa idosa, pois ela perde massa magra e não massa gorda (Figura 2-10). De qualquer forma, as necessidades energéticas vão diminuindo, enquanto as necessidades em nutrientes tendem a aumentar. Os riscos de má nutrição aumentam com a idade, uma vez que o apetite diminui, o ganho calórico baixa e os elementos nutritivos não são tão bem usados pelo organismo[27].

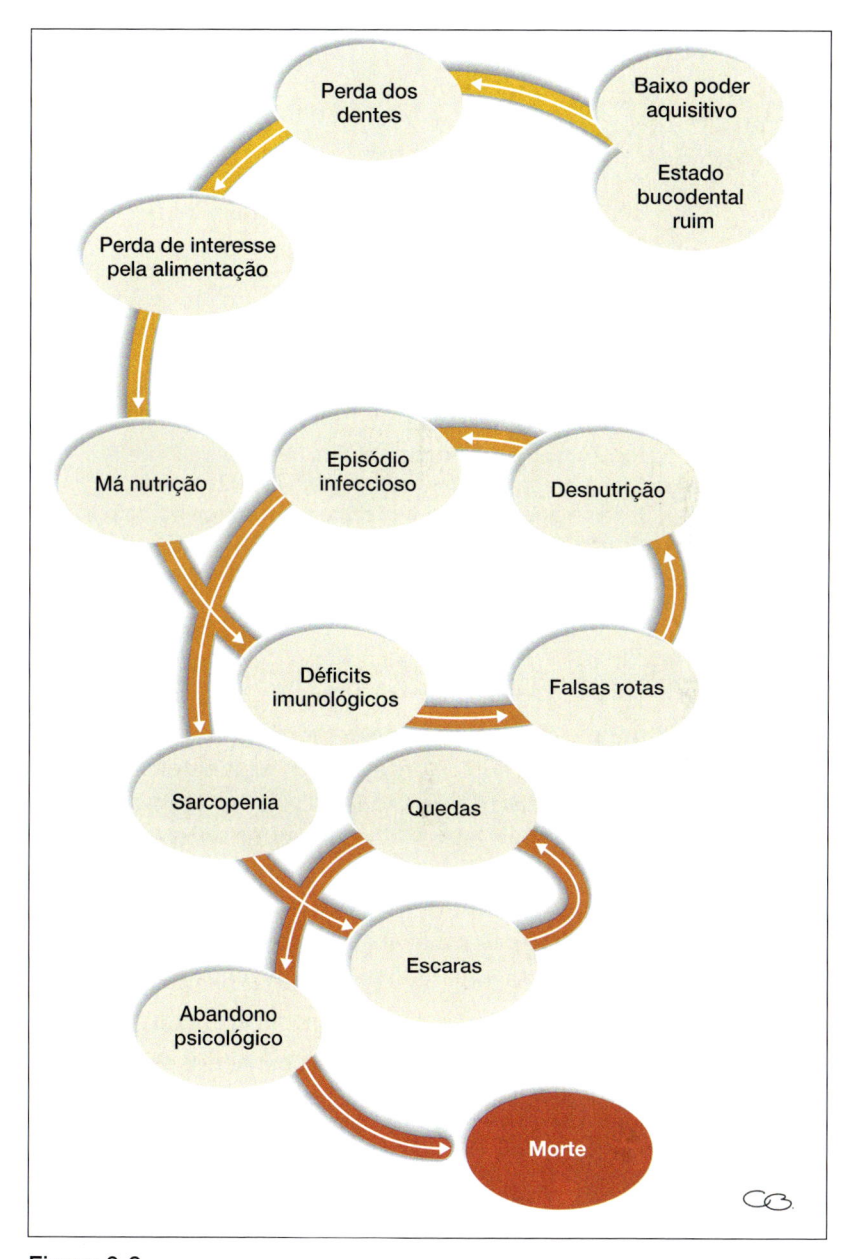

Figura 2-9
Espiral de desnutrição.

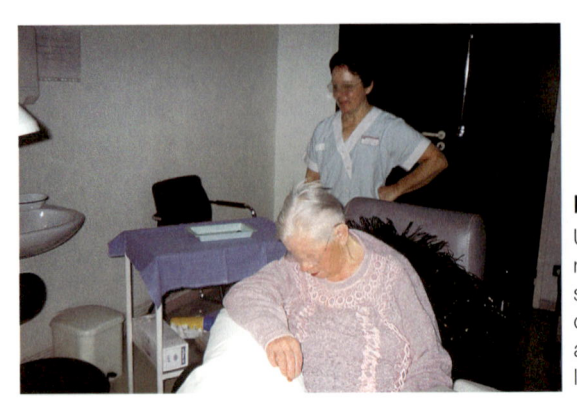

Figura 2-10
Uma pessoa idosa não deve emagrecer; seu índice de massa corporal deve se aproximar mais do limite superior.

Com a idade, é preciso que a qualidade da alimentação melhore e que a escolha dos alimentos se torne mais seletiva. As mesmas necessidades nutritivas podem ser satisfeitas com um ganho calórico menor. Os alimentos "vazios" de nutrientes e ricos em calorias devem ser substituídos, no caso do idoso, por alimentos leves e nutritivos (leite, suco de frutas, etc.).

Ganhos calóricos

Nota-se uma diminuição das necessidades energéticas em função da idade. Porém, como regra, e de acordo com os resultados aproximados dos diversos estudos, as necessidades energéticas para as pessoas idosas que têm uma atividade normal são da mesma ordem que as dos adultos sedentários.

Na verdade, o estado de saúde das populações dos países economicamente desenvolvidos está em constante melhoria e, atualmente, envelhecer não representa mais a mesma coisa que outrora.

Durante o envelhecimento, a altura e o peso diminuem, o índice de massa corporal declina um pouco no homem e permanece estável na mulher. A velhice modifica os gastos energéticos do metabolismo em repouso, da termogênese alimentar e da atividade física; o gasto de energia diminui quando a idade aumenta.

Metabolismo basal e ganhos calóricos

O valor do metabolismo de repouso é correlato àquele da massa magra. Ora, a massa magra diminui com a idade, levando a uma redução do metabolismo de aproximadamente 2% a cada 10 anos. A partir dos 50 anos, o metabolismo basal diminui devido à redução da massa muscular, mas não ocorrem modificações na massa visceral.

As modificações hormonais que se manifestam na pessoa idosa contribuem igualmente para a diminuição do metabolismo basal. Essa redução representa 36% do gasto energético total, dos quais 25% estão relacionados à idade e 11%, à diminuição de massa magra[28].

As recomendações do comitê de especialistas FAO-WHO sobre a necessidade de energia estimam uma diminuição das necessidades energéticas em função da idade (Tabela 2-8).

Tabela 2-8	Necessidades caloricas em funcão da idade	
Idade	Homem (kcal/dia)	Mulher (kcal/dia)
20-29	3.000	2.200
30-39	3.000	2.200
40-49	2.850	2.100
50-59	2.700	1.980
60-69	2.400	1.760
70 ou mais	2.100	1.540

Como as pessoas idosas consomem menos alimentos do que os adultos jovens, a termogênese alimentar fica ainda mais reduzida. No entanto, a termogênese varia em função da massa gorda que, por sua vez, aumenta com a idade no nível visceral.

As necessidades energéticas médias diárias são, portanto, após os 55 anos de idade, e no caso de uma vida sedentária e de atividades moderadas, de 2.000 a 2.500 kcal/dia para os homens, e de 1.550 a 2.000 kcal/dia para as mulheres. A dieta alimentar de manutenção deve fornecer nutrientes suficientes para satisfazer as necessidades diárias.

Influência da atividade física

A importância do gasto de energia física é muito variável de um indivíduo a outro. Hoje, em geral pessoas de 60 a 70 anos tem uma atividade profissional, esportiva ou voluntária bastante regular (Figura 2-11), aumentando o metabolismo de base. Os gastos de energia física aumentam também paralelamente ao peso corporal. "Para o idoso, manter uma atividade regular constitui o principal aspecto da prevenção da insuficiência dos ganhos alimentares em relação às necessidades. Ela aumenta a sensação de fome e, conseqüentemente, o consumo alimentar"[28]. Porém, os estudos mostram às vezes uma redução de 15% da absorção energética e uma mudança do equilíbrio alimentar, com uma diminuição considerável da quantidade das proteínas e um aumento de 10% dos lipídeos, causados em parte pelos problemas dentários inerentes à idade.

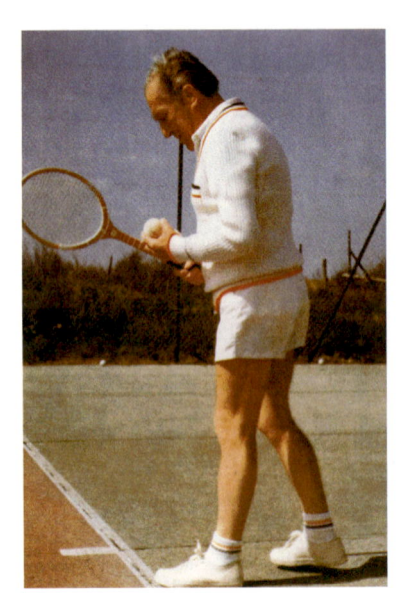

Figura 2-11
Importância da atividade física que permite não perder e preservar a massa muscular.

Todos os dias, o idoso esportista deve consumir alimentos dos quatro grupos essenciais: produtos lácteos, carnes ou peixes, frutas e legumes, pães e cereais. Se um paciente tem um consumo inferior a 1.200 kcal/dia, a prescrição de suplementos nutricionais é justificada.

Observemos as necessidades do idoso para cada grupo alimentar.

Necessidades protéicas da pessoa idosa

Teoricamente, a síntese e a degradação das proteínas não são tão diferentes do que é observado no adulto jovem. A termogênese é similar. Considera-se que, se a massa muscular permanece constante para um determinado nível protéico, as necessidades mínimas são satisfeitas[29].

O metabolismo protéico é garantido pelo equilíbrio entre a massa protéica corporal e um *pool* extracelular ou metabólico constituído pelos aminoácidos provenientes da alimentação.

Para a pessoa idosa, as necessidades de proteínas ficam entre 1 e 4 g/kg/dia. Esse valor é justificado pelo fato de que o catabolismo muscular restrito fornece menos aminoácidos. Se isótopos estáveis são usados na alimentação do idoso, observa-se que:

— a massa muscular está reduzida e o catabolismo desse tecido diminuiu (o que explica a redução da fonte dos aminoácidos em caso de restrição protéica). Cabe, portanto, fornecê-los através da alimentação [29];

— o *turn-over* celular é intenso (mais elevado que o do jovem);

— o músculo participa menos do metabolismo protéico geral do que no indivíduo jovem (20% em vez de 30%);

— as necessidades de proteínas aumentam com infecções e situações de estresse. Observa-se igualmente uma grande freqüência de alterações gastrintestinais que reduzem de forma significativa o uso das proteínas.

> **RESUMO**
>
> As necessidades de uma pessoa idosa são equivalentes ou levemente superiores àquelas de um adulto jovem. É preciso ter atenção para satisfazer as necessidades de proteínas a fim de evitar qualquer risco de fraqueza e carências. Com a idade, a massa muscular tende a diminuir. Essa tendência se acentua se os ganhos de proteínas se mostrarem insuficientes. Por conseguinte, no caso do indivíduo menos ativo e no indivíduo doente, há um esgotamento das reservas protéicas, especialmente no nível da massa muscular: o nível protéico deverá, portanto, ser aumentado. A principal diferença entre o indivíduo idoso e o adulto jovem reside em uma menor capacidade de responder a flutuações dos ganhos de nutrientes e de sua utilização. As patologias que aparecem ao longo do envelhecimento levam a necessidades específicas e a um aumento em quantidade e qualidade de proteínas.

Necessidades glicídicas da pessoa idosa

Os glicídeos são indispensáveis para fazer com que o organismo realize esforço, pois constituem nossa principal fonte de energia rapidamente utilizável. A síntese e a degradação dos glicídeos são menores no idoso. Os açúcares participam de uma degradação do estado bucodental. Ora, na pessoa idosa, nota-se freqüentemente que:
— a higiene oral não é tão boa: com menos destreza, o sujeito fica menos hábil;
— o limiar do paladar diminui também. Os idosos percebem menos os sabores e tendem a adoçar mais os alimentos[30, 31].

Essa situação contribui para o agravamento do estado bucodental que, por sua vez, vai provocar a modificação das escolhas alimentares (alimentos mais moles, colantes), colocando então em perigo o estado de saúde oral. O círculo vicioso está instalado... daí a importância de restituir a saúde da cavidade bucal ao mesmo tempo que o reequilíbrio alimentar.

Necessidades lipídicas da pessoa idosa

Os lipídeos são indispensáveis e as necessidades são equivalentes às de um adulto jovem. Deve-se ter atenção para satisfazer as necessidades lipídicas para evitar qualquer risco de carência.

É preciso garantir a ingestão de ácidos graxos essenciais, ácido linoléico e ácido alfa-linolênico e seus derivados, ácido araquidônico e ácido eicosapentaenóico. As pessoas idosas apresentam muitas vezes deficiências em dessaturase, enzima que permite obter ácido araquidônico a partir do ácido linoléico.

Necessidades de nutrientes não-energéticos da pessoa idosa

Necessidades de vitaminas

Por volta dos 65 anos, os ganhos vitamínicos devem aumentar, pois a absorção intestinal se reduz, os dentes ficam deficientes, a alimentação é menos diversificada. As carências vitamínicas têm conseqüências mais sérias do que nas pessoas mais jovens[3].

Necessidades de água

Hidratar-se é ainda mais importante à medida que, com a idade, a sensação de sede é menos presente. Os idosos podem, dessa forma, como as crianças, desidratarem-se sem se dar conta.

Uma pessoa de 30 anos possui uma reserva de água de 41 L, enquanto, aos 70 anos, a reserva de água não passa de 35 L. A quantidade de água no organismo diminui em 15%, bem como a sensação de sede. É fundamental, portanto, prevenir a desidratação bebendo suficiente e regularmente (ao menos 1,5 L de água por dia), incluindo, por exemplo, chás, caldos, tomados entre as refeições para não cortar o apetite. Essa massa de líquido conseqüente dá também uma sensação de saciedade e evita as "beliscadas" fora de hora.

A perda de água aumenta em caso de febre, diarréia, vômito, calor, ingestão de laxativos, etc. Nessas situações, é preciso aumentar o consumo hídrico.

Além disso, a desidratação pode ter conseqüências graves, tais como:
— acarretar perdas consideráveis de sódio. Os ganhos de sódio do idoso devem ser limitados, mas as dietas sem iodo devem ser evitadas, pois provocam perda de apetite. Basta afastar os alimentos ricos em sal, tais como o pão branco e as conservas, e salgar normalmente para conservar um gosto agradável. O sódio é importante na retenção hídrica;

— os ganhos mínimos de potássio são de 30 mEq. Esse valor representa o ganho necessário para compensar a perda que ocorre obrigatoriamente devido ao suor, às fezes e à urina. A quantidade correta a ser ingerida por dia é de 170 mEq, sob pena de distúrbios musculares e neurológicos. As carências provêm de uma falta de consumo de legumes e de frutas frescas.

No caso do sódio e do potássio, constata-se que as perdas por diarréia e vômito não são significativas quando de crise episódica. Em compensação, o uso de diuréticos fortes pode provocar déficits graves. É preciso redobrar a atenção com o paciente que toma tais medicamentos.

Necessidades de sais minerais e de oligoelementos

A cobertura de oligoelementos e de sais minerais não será a mesma em função da idade do paciente. Os ganhos de elementos como o zinco, o selênio, o cobre ou o cromo não serão satisfeitos por um ganho energético inferior a 1.600 kcal/dia.

Alguns erros nutricionais levam a distúbios na absorção dos sais minerais e dos oligoelementos. Dessa forma, as refeições que contêm fibras em excesso reduzem a absorção do ferro e do zinco, e a diminuição dos produtos ricos em gorduras e em colesterol vai modificar a absorção de ferro, cobre e zinco. A "sobreabsorção" de cálcio vai diminuir a absorção do ferro e do zinco[32].

O consumo recomendado para um indivíduo idoso sadio é de 1,5 g/dia de cálcio, de 12 a 15 mg/dia de zinco, 10 mg/dia de ferro, de 50 a 200 μg/dia de cromo e de 55 a 75 μg/dia de selênio.

- Necessidades de cálcio

Para o idoso que pratica esportes, são necessários 1.500 mg por dia para a prevenção da osteoporose; além disso, uma alimentação rica em cálcio diminui a hipertensão arterial.

Há 300 mg de cálcio em 1 kg de laranjas, 2 iogurtes, 5 pães franceses, ½ litro de leite, 1 couve de 850g, 4 kg de carne de gado, 40 g de queijo bleu, 80 g de camembert, 300 g de queijo branco, etc.

- **Necessidade de ferro**

No indivíduo sadio e autônomo, não parece haver déficit de ferro; no indivíduo idoso, quando uma anemia é diagnosticada, ela está sempre relacionada a uma patologia. Um excesso de ferro na pessoa idosa poderia ter um efeito inverso e acelerar o envelhecimento.

- **Necessidades de selênio**

Os ganhos são, muito freqüentemente, insuficientes no indivíduo idoso sadio. O selênio desempenha um papel importante na proteção das células. Tem uma função importante também na desintoxicação dos metais pesados que se acumulam nos tecidos durante o envelhecimento. Ele protege o sujeito de patologias provocadas por reações oxidativas associadas ao envelhecimento. Um consumo complementar se revela, então, interessante.

- **Necessidades de zinco**

O envelhecimento é acompanhado de uma diminuição da absorção intestinal. Entre 65 e 75 anos, somente 18% do zinco absorvido são ingeridos, em vez dos 33% no adulto jovem. Certas doenças e alguns tratamentos favorecem o desequilíbrio em zinco. Um consumo complementar pode ser recomendado, desde que se leve em consideração que, acima de 30 mg/dia, o zinco tem efeitos negativos para o metabolismo lipídico.

- **Necessidades de cobre**

A falta de cobre é sentida de forma mais intensa quando a pessoa consome açúcares rápidos em excesso.

- **Necessidades de cromo**

É um elemento muito importante no processo do envelhecimento. A quantidade necessária deve aumentar com a idade. Somente a alimentação não basta para fornecer as quantidades suficientes. Uma complementação de cromo é então justificada.

RESUMO

Dessa forma, ainda que as necessidades energéticas sejam menores para a pessoa idosa, a necessidade de variar os alimentos e de equilibrar as refeições é a mesma que para um adulto jovem. Será preciso, porém, considerar o estado geral do indivíduo (patologias, tratamentos, etc.) e seu contexto socioeconômico para que nossas recomendações sejam adequadas.

# 3

Deficiências relacionadas ao edentulismo

A deficiência mastigatória é o primeiro problema que vem à mente quando se fala em edentulismo. É difícil alimentar-se sem dentes, e nenhuma prótese é mais indispensável do que a prótese fixa total: 30% da população edêntula ou mal-aparelhada apresentam problemas de má nutrição[16]. Esses problemas aparecem na pessoa idosa, mas também nos pacientes que têm câncer de face, freqüentemente incapacitante devido à perda dos dentes. Constata-se igualmente, com o empobrecimento da população, um número cada vez maior de edentulismos parciais.

Dois fatores estão na raiz dessa má nutrição nos pacientes edêntulos:

— carências devido à má-absorção dos nutrientes. Na verdade, para satisfazer as necessidades energéticas e alimentares do organismo, é preciso que o alimento seja mastigado, insalivado, deglutido, digerido no tubo digestivo e, finalmente, absorvido no nível do intestino. A ausência de dentes, portanto, repercutirá na digestão, especialmente na absorção intestinal[34, 35];

— carências alimentares. Esses pacientes apresentam, na maioria das vezes, uma alimentação desequilibrada, inadequada às suas necessidades. Constata-se uma alimentação simplificada com uma atração particular pelos alimentos glicídicos e uma resistência às carnes e aos legumes verdes, difíceis de mastigar.

Em um estudo feito com 450 pessoas aposentadas, 16% admitem consumir apenas alimentos moles e 40% dizem ter eliminado completamente certos alimentos de sua dieta. As razões mencionadas são as próteses mal-ajustadas em 29% dos casos (50% destes tira a prótese para comer) (Figura 3-1).

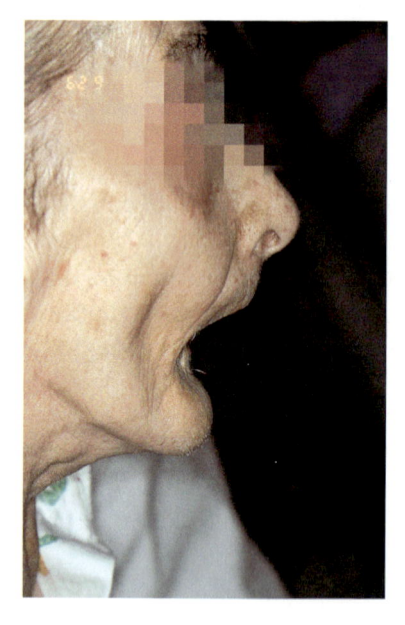

Figura 3-1
A ausência de dentes não permite a fragmentação apropriada dos alimentos: estes não são, portanto, digeridos, e a pessoa emagrece mesmo comendo.

INFLUÊNCIA DO EDENTULISMO NA DIGESTÃO

A integridade dentária é o primeiro fator a interferir no desempenho mastigatório[36]. A experiência, bem como diferentes trabalhos, mostram que o uso de próteses fixas, mesmo que realizadas com sucesso, reduz significativamente a capacidade mastigatória. Quanto menor é o número de dentes naturais, mais as possibilidades de segmentação dos alimentos diminuem[14, 20-22, 37]. A substituição por uma prótese removível não compensa essa deficiência, o que se explica pela perda da percepção sensorial necessária à mastigação quando se coloca uma prótese fixa[38]. No indivíduo com dentes naturais, o controle mastigatório é garantido por receptores dos ligamentos periodontais. No edêntulo, não há mais ligamentos periodontais: os receptores mucosos passam a exercer tal função, mas se trata de uma percepção muito menos fina. A partir daí, quanto mais extensa a prótese, menor é a percepção. Depois de um certo número de dentes ausentes, alterações significativas são constatadas quanto à percepção.

Ora, a percepção interfere na nutrição, pois tem um papel importante na sensação do paladar e na escolha dos alimentos. A substituição dos dentes ausentes permite restaurar em parte a mastigação, e desse modo o risco de má nutrição persiste[23, 35, 40-42].

Privado de seus dentes, o paciente engole os alimentos compactos por não poder fragmentá-los. Ainda que, em geral, consiga comer, ele tritura com dificuldade o bolo alimentar com as cristas alveolares. Essas cristas ficam desidratadas, atrofiadas, sangram e, além disso, o tecido conjuntivo envelhece com a ausência de dentes e perde sua elasticidade. Essa impressão de "comer corretamente" provém mais de um hábito do que de uma realidade. Ora, a mastigação realizada pelos dentes (naturais ou protéticos) permite a divisão dos alimentos sólidos, facilitando a ação dos sucos durante o percurso no tubo digestivo. Dessa forma, os alimentos maltriturados acabam sendo mal-absorvidos, ou mesmo não-absorvidos, pelo intestino delgado.

RESUMO

As deficiências funcionais provocadas por um edentulismo extenso fazem com o que o indivíduo modifique sua alimentação e, assim, causam um desequilíbrio. A carne, assim como os legumes e as frutas, que contêm principalmente vitaminas, exigem um esforço de mastigação e são, portanto, sistematicamente eliminados. Todos esses fatores explicam as carências observadas, apesar das ingestões calóricas às vezes consideráveis.

Esses problemas nutricionais se manifestam por meio do emagrecimento ou da obesidade, conforme a natureza do indivíduo.

DIFICULDADES DO EDÊNTULO NÃO-APARELHADO OU MAL-APARELHADO

Mastigação

O grau de mastigação está relacionado à força muscular[43]. Quanto mais forte a musculatura, mais eficaz é a fragmentação. Porém, com a idade, a força muscular diminui. A mastigação está relacionada também a vários outros fatores, tais como a retenção, a estabilização e a sustentação da prótese. A mobilidade protética está diretamente relacionada, por sua vez, à adaptação na boca. Já foi clinicamente demonstrado, no entanto, que certos pacientes não se queixam de problemas mastigatórios, mesmo que sua prótese seja inadequada. Ao contrário, outros pacientes afirmam não poder comer corretamente, mesmo usando próteses adequadas[23, 25, 42, 44, 45].

Sem contar esses fatos subjetivos, entretanto, problemas reais de mastigação se apresentam quando o paciente não é aparelhado ou é mal-aparelhado[46, 47]. Essas dificuldades são provocadas por diversas causas.

Ausência de dentes

Da mesma forma como o que acaba de ser dito, o coeficiente de mastigação fica reduzido[19, 46] e os alimentos são engolidos, não mastigados. Ora, o piloro só deixa passar para o intestino partículas de pequeníssimas dimensões. O menor grau de fragmentação obtido na ausência de dentes aumenta a duração do tempo dos alimentos no estômago e exige, da parte deste, um esforço a mais que nunca compensa a mastigação. Alguns alimentos que não foram triturados na boca nunca serão absorvidos, e uma parte dos alimentos não-digerida será eliminada[48].

Além disso, a trituração dos alimentos permite liberar as substâncias de uma película não-digestiva que os prende e impede sua utilização. É preciso romper essa película para permitir o contato entre essas substâncias e os sucos digestivos. Isso é importante principalmente para os alimentos vegetais, cujas substâncias nutritivas são freqüentemente revestidas por uma capa de celulose refratária à ação das enzimas. Desse modo, ervilhas, por exemplo, engolidas sem mastigar saem intactas nas fezes. Atravessaram o tubo digestivo sem serem digeridas, portanto sem poderem ser usadas. Na carne, a fibra muscular é revestida por uma película de tecido conjuntivo que é menos facilmente acessada pelas enzimas digestivas se a carne não foi triturada previamente na cavidade bucal.

Perda óssea

No nível das zonas que correspondem aos pré-molares e aos molares, após extrações, a reabsorção óssea inevitável ocorre de forma centrípeta no maxilar e centrífuga na mandíbula. A reabsorção é predominante do lado vestibular no maxilar e, ao contrário, maior do lado lingual na mandíbula (Figura 3-2). A arcada inferior fica, dessa forma, mais larga, ao passo que a arcada superior, mais estreita.

Figura 3-2
Surge uma desarmonia entre os maxilares edêntulos, levando a um afastamento mais ou menos grande entre as arcadas.

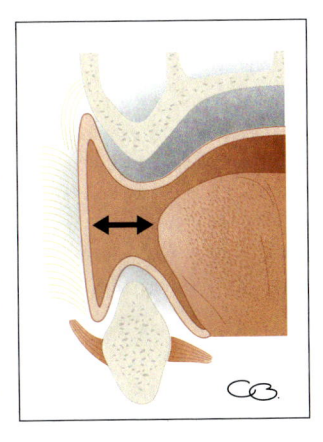

A mastigação entre as cristas edêntulas só pode ocorrer pela trituração por ação lateral em didução do maxilar inferior relativo ao maxilar superior. A "moagem" assim realizada é fraca, sobretudo se consideramos a reabsorção horizontal que afasta as cristas uma da outra. Essa "ginástica" obriga então o paciente a solicitar sua articulação temporomandibular de forma exagerada, o que acarreta às vezes síndromes dolorosas significativas. Além disso, a mucosa bucal é fina, sensível e inadequada para moer os alimentos.

Durante a mastigação do bolo alimentar entre as arcadas sem dentes, a língua é obrigada a executar um trabalho muito maior. Não contida pelos dentes, seu volume aumenta até se interpor entre as arcadas edêntulas (Figura 3-3).

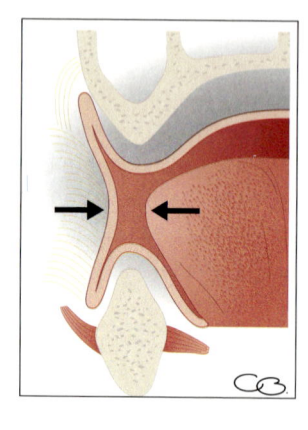

Figura 3-3
A interposição da língua entre as arcadas permite igualmente a conservação da dimensão vertical.

Incidências protéticas
O afastamento das bases ósseas constitui a maior dificuldade da realização das próteses no momento da montagem dos dentes artificiais posteriores: elas devem ser montadas não sobre a arcada, para evitar a articulação invertida (Figuras 3-4 e 3-5), mas do lado de fora da arcada maxilar, a fim de compensar essa desarmonia e permitir novamente uma mastigação correta dos alimentos (Figuras 3-6 e 3-7).

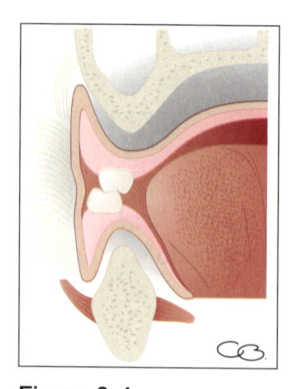

Figura 3-4
A montagem dos dentes sobre a crista acarreta uma articulação invertida.

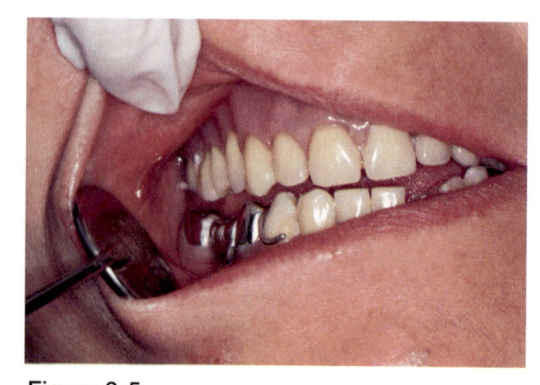

Figura 3-5
A montagem incorreta dos dentes gera uma articulação inadequada à realização de uma engrenagem entre eles.

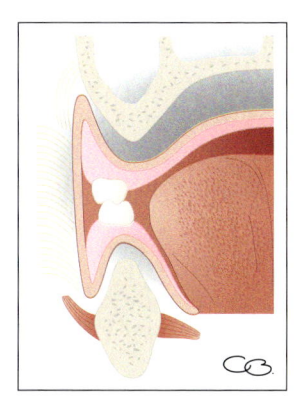

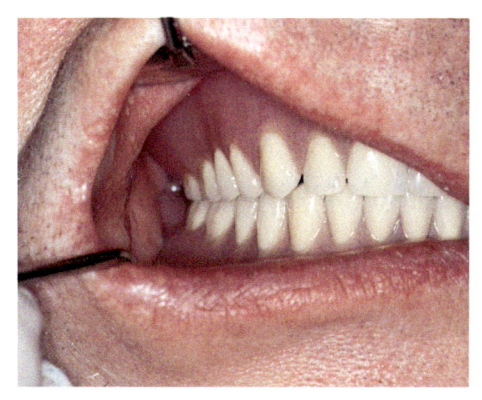

Figuras 3-6 e 3-7
Esquema dos fenômenos químicos que permitem a digestão.

Incidências protéticas
O grande volume da língua ficará mal-acomodado com o uso da prótese. O alargamento da arcada superior é, portanto, nesse caso ainda, predominante para dar à língua o espaço necessário e permitir restabelecer volume ao rosto e aos lábios (Figura 3-8).

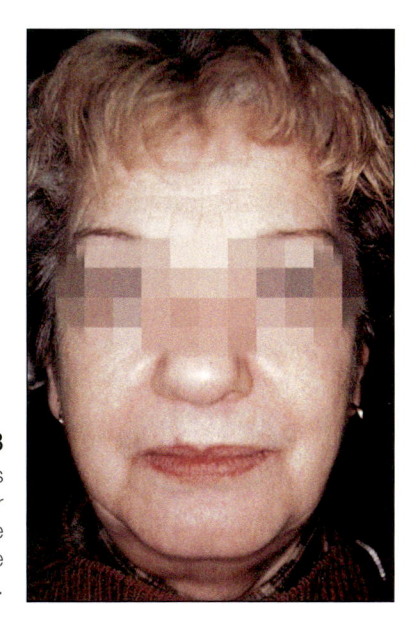

Figura 3-8
O fato de montar os dentes no exterior da crista permite restabelecer volume às bochechas.

Salivação

A secreção salivar está relacionada com a forma de comer, com a alimentação e, conseqüentemente, com o estado geral. Dos 99 pacientes observados em centros geriátricos, 86% dos que apresentam sintomas biológicos de má nutrição sofrem de hipossialias em repouso e/ou durante a refeição[14].

Ora, a extração completa ou a perda natural dos dentes já provoca uma diminuição global das secreções, causando uma modificação de seu equilíbrio ácido-básico devido a uma diminuição do pH[49, 50]. Isso resulta de diferentes fenômenos:

— transformação dos sistemas proprioceptivos, exteroceptivos e interoceptivos locais. A ausência de estimulação dentoalveolar, os distúrbios reflexos das articulações temporomandibulares e dos músculos mastigatórios acarretam uma modificação das reações mucossalivares. A língua não garante mais de forma correta a circulação do bolo alimentar na cavidade bucal, e os atritos com a mucosa bucal que, no nível de uma arcada naturalmente com dentes, excitam as glândulas salivares não podem mais ser realizados;
— distúrbios de ordem psíquica levam à ingestão de medicamentos que reduzem a secreção salivar de maneira significativa;
— variações do fluxo salivar devidas aos medicamentos particulares em certas patologias, tais como as doenças endócrinas, os problemas respiratórios e oftalmológicos;
— desaparecimento das secreções dos leucócitos do fluido gengival;
— diminuição da produção de saliva com a idade, enquanto a concentração em mucina aumenta. A saliva se torna mais viscosa e dilui menos os alimentos[51];
— forte influência da composição da alimentação na secreção salivar pela parótida; além disso, o alimento mole, escolhido devido à mastigação reduzida, diminui ainda mais essa secreção.

Desse modo, instaura-se um círculo vicioso: as pessoas edêntulas ou mal-aparelhadas escolhem preferencialmente um alimento mole que, por sua vez, agrava o estado da cavidade bucal e provoca uma redução da secreção salivar. Uma glândula que não funciona totalmente acaba por se atrofiar, e de uma forma irreversível.

A diminuição do fluxo salivar dá uma sensação de boca seca e torna a mastigação desagradável, causando uma perda de apetite que, progressivamente, tende a instalar carências[20, 50, 52] (Figura 3-9).

Figura 3-9
A ingestão de medicamentos associada à idade e a uma hipofunção vai resultar em uma hipossialia prejudicial ao uso da prótese e à mastigação. A língua fica despapilada e como que envernizada.

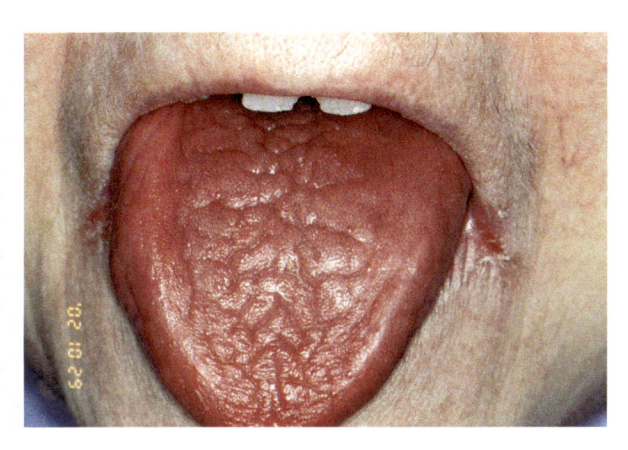

Incidências protéticas
Quando há uma perda salivar, o atrito das próteses com as mucosas secas as torna progressivamente insuportáveis. Então elas são freqüentemente retiradas no momento das refeições, e os alimentos são, desse modo, insalivados de maneira insuficiente e maldilacerados.

A deficiência mastigatória provoca uma redução do volume de saliva excretada. A ação das amilases salivares nos alimentos triturados de modo insuficiente diminui, e o bolo alimentar não é bem preparado para a etapa seguinte. A primeira etapa da digestão realizada na cavidade bucal se dá, assim, de maneira incompleta.

Há uma relação entre o fluxo salivar, os hábitos alimentares, a capacidade mastigatória, os alimentos ingeridos e os nutrientes digeridos.

Em certos casos, será necessário saber se há uma hipossialia. Para determinar a existência de uma perda salivar, coloca-se açúcar n° 4* sob a língua. O tempo de dissolução deve ser inferior ou igual a 3 minutos. Se passar de 4 minutos, pode-se falar em hipossialia (**Figuras 3-10 e 3-11**).

---

* N. de T. Correspondente a 5 g ou a uma colher de café.

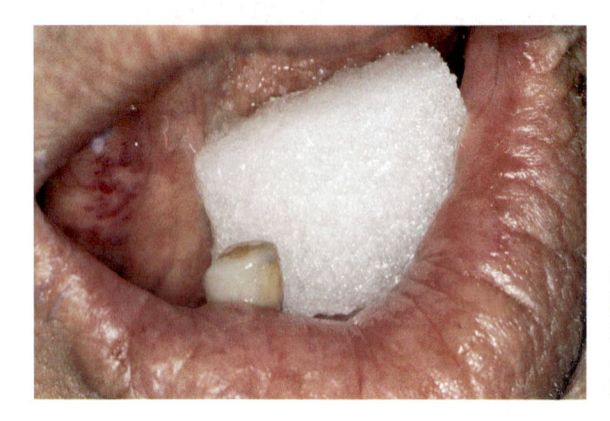

Figura 3-10
Determinação da hipossialia por meio de açúcar nº 4 colocado sob a língua.

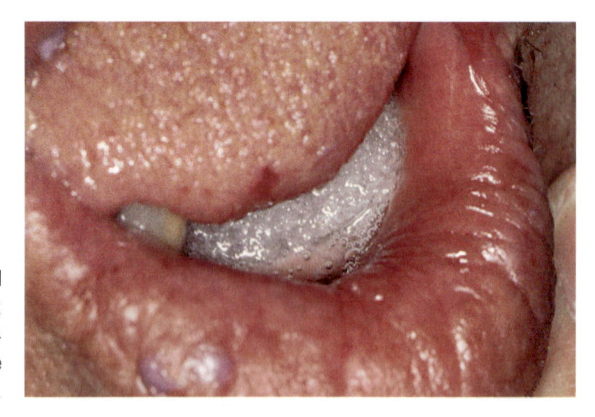

Figura 3-11
Dissolução ao final de 3 a 4 minutos; passando de 4 minutos, pode-se falar em hipossialia.

Uma hipersecreção salivar favorece o consumo de alimentos ricos em nutrientes. Inversamente, uma hipossialia limita a escolha dos alimentos e, portanto, a qualidade e a quantidade dos nutrientes absorvidos. Em geral, os alimentos fáceis de mastigar são pobres em nutrientes, exigem menos saliva e parecem mais digestivos, enquanto os alimentos ricos em nutrientes são duros e necessitam de muito mais saliva para serem digeridos.

Deglutição

O edentulismo diminui significativamente o limite de deglutição: diminuindo a capacidade mastigatória, a deglutição se torna difícil e delicada, pois o bolo é muito volumoso. As pessoas idosas edêntulas compensam a falta de eficácia mastigatória aumentando o tempo de mastigação e deglutindo alimentos menos fragmentados[53]. Alguns alimentos são eliminados, pois a angústia da falsa rota para as vias aéreas é cada vez mais presente[37]. A ausência de dentes posteriores acarreta um aumento dos riscos de falsa rota.

No indivíduo não-aparelhado ou mal-aparelhado, quando a dimensão vertical se revela insuficiente, a língua se interpõe entre as cristas ou os aparelhos no momento da deglutição para reequilibrar as tensões musculares cervicofaciais[54]. Ela deixa de desempenhar seu papel fisiológico normal na deglutição, que consiste em colar-se ao palato para acompanhar o bolo alimentar até as vias digestivas. Uma dimensão vertical diminuída tem como conseqüência o desenvolvimento de uma deglutição atípica.

Por outro lado, se a dimensão vertical de oclusão é excessiva, o paciente deve então inclinar a cabeça para a frente, aguardar alguns momentos e voltar à posição de repouso ao final da deglutição.

No momento da deglutição, os seguintes fenômenos vão ocorrer:
— uma elongação dos músculos mastigatórios;
— uma hipotensão dos músculos supra-hióideos;
— uma contração dos músculos infra-hióideos e uma contração reflexa dos músculos supra-hióideos para equilibrar;
— uma tensão reflexa dos músculos cervicais, que origina dores articulares da coluna cervical.

Além das deficiências relacionadas ao sistema digestivo em seu conjunto, outras funções, tais como a fonação, a respiração, a estética, etc., serão perturbadas.

Fonação

A deficiência fonética é, muito freqüentemente, desprezada diante da deficiência mastigatória e digestiva. A perda dos dentes e a ausência de sustentação levam a uma diminuição da dimensão vertical. Isso vai se traduzir em distúrbios da fonação: ceceios, sibilos acompanhados de projeções salivares, às vezes agravados por uma certa descoordenação muscular na pessoa idosa. Essas modificações acabam gerando um isolamento da pessoa pela ausência de dentes (Figuras 3-12 e 3-13). Constatamos, no entanto, que os pacientes, com o tempo, aprendem a falar sem dentes e que, quando colocada uma nova prótese, eles ficam novamente perturbados.

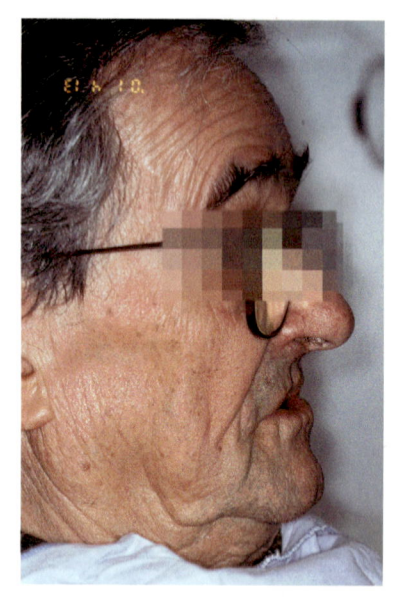

Figura 3-12
Falar sem prótese exige uma mudança de hábitos e leva a uma modificação da posição da língua e do lábio durante a fala.

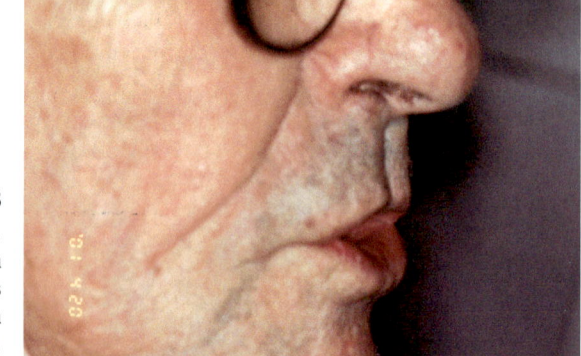

Figura 3-13
Com uma prótese, a língua recupera seus apoios e os lábios voltam a uma posição normal.

Respiração

O estudo da repercussão respiratória busca uma maior proporção de sinais de resposta brônquica nos indivíduos sem restauração protética.

Paladar e odor

Com a idade, o paladar vai diminuir ao mesmo tempo que as sensações olfativas[30, 55, 56]. Os limiares de detecção do salgado e do doce aumentam, assim como a capacidade de perceber as variações de concentração. O limiar de percepção olfativa aumenta também. Ora, o cheiro é o primeiro sentido a interferir na percepção dos sabores[57]. Um baixo nível de percepção está relacionado a um mau estado nutricional[58, 59].

A hipossalivação ou a hipersalivação vão concorrer para modificar o gosto dos alimentos. Essas alterações contribuem para um consumo excessivo de açúcar e de sal.

Estética

A deterioração física decorrente do edentulismo vem sempre acompanhada de um prejuízo estético sentido de forma dolorosa pelo paciente, que fica em uma situação de inferioridade em relação a seu meio, tanto afetivo quanto social. A ausência de prótese e a conseqüente perda da dimensão vertical provocam uma modificação do rosto: o nariz cai, o queixo fica saliente, as bochechas aprofundadas, os lábios invaginados, os sulcos nasogênicos e nasomentonianos acentuados, surgem sinais de queilites, etc. (Figuras 3-14 e 3-15). Essas modificações não estimulam o paciente edêntulo a participar das refeições junto com outras pessoas.

Problemas psicológicos

O conjunto das deficiências causa isolamento. Com efeito, as dificuldades sentidas pelo paciente edêntulo ou mal-aparelhado o privam dos momentos privilegiados dos quais a vida social é feita. Esse aspecto maior provoca, a mais ou menos longo prazo, uma síndrome depressiva (Figuras 3-16 e 3-17).

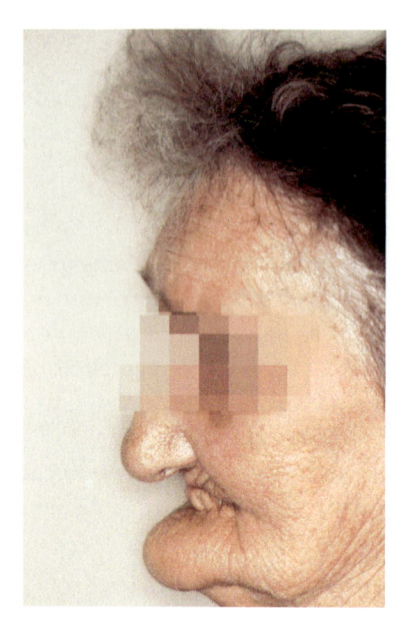

Figura 3-14
De perfil, com a ausência de dentes para sustentar os músculos, notam-se o queixo saliente, o nariz caído, os lábios que se invaginam.

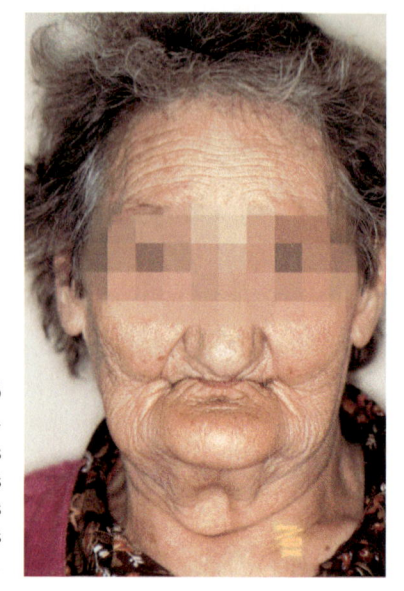

Figura 3-15
De frente, notam-se as bochechas aprofundadas, as rugas e os sulcos nasogênicos acentuados.

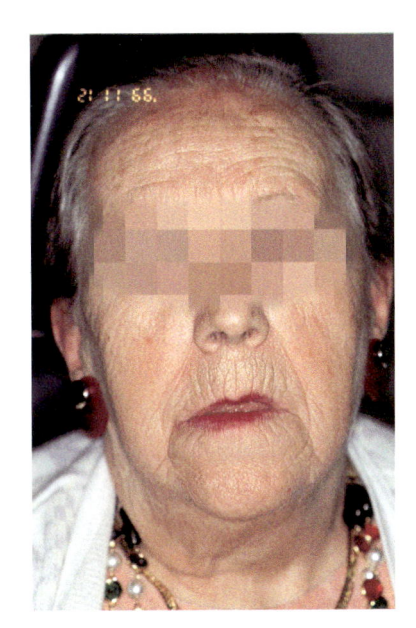

Figura 3-16
A ausência de dentes é sempre sentida de forma depreciativa.

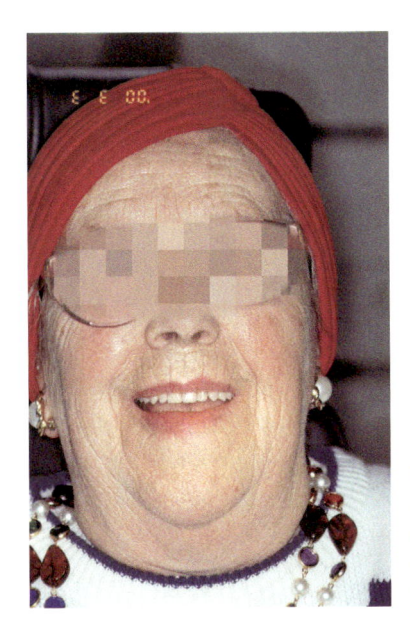

Figura 3-17
A reabilitação protética permite reintegrar a vida social e afetiva.

LIMITES DA PRÓTESE REMOVÍVEL

A digestão, como vimos anteriormente, começa na cavidade bucal, é realizada conforme os ciclos de abertura e fechamento, de trituração, insalivação e deglutição. Qualquer modificação de um desses parâmetros repercute no conjunto dos demais fatores. O que acontece com a dentadura artificial?

Mastigação no indivíduo com prótese

Apesar da presença de prótese, a mastigação dos alimentos se revela difícil em razão de um certo número de fatores[23, 42, 53, 60]:

— em uma prótese total, os incisivos não cortam mais os alimentos. A eficácia da articulação posterior, que garante a retenção da prótese, não tem como função permitir o uso dos incisivos para morder os alimentos. Essa incisão feita pelos dentes naturais fica então delegada à faca. Além disso, o paciente deve evitar morder com os dentes anteriores a fim de preservar as estruturas ósseas e a mucosa situadas na parte anterior dos maxilares; os incisivos servem somente para apreender os alimentos;

— os caninos estão presentes apenas por razões estéticas e não garantem o corte das fibras;

— a moagem dos alimentos é realizada graças aos pré-molares e aos molares. A mastigação deve ser bilateral para evitar o não-contato da prótese do lado de balanceio (Figura 3-18). A eficácia mastigatória é influenciada pela força dos músculos, pelo número de movimentos mastigatórios, pelo valor das superfícies dentárias que entram em contato durante a trituração dos alimentos;

— a inserção de novas próteses na cavidade bucal exige, por parte do paciente, uma readaptação e uma reavaliação do processo de mastigação. Em um primeiro momento, os receptores exteroceptivos bucais devem se adaptar a fim de enviar novas informações ao cérebro para coordenar esse mecanismo. Essa tarefa poderá levar vários meses antes que o novo processo se torne natural[36, 47].

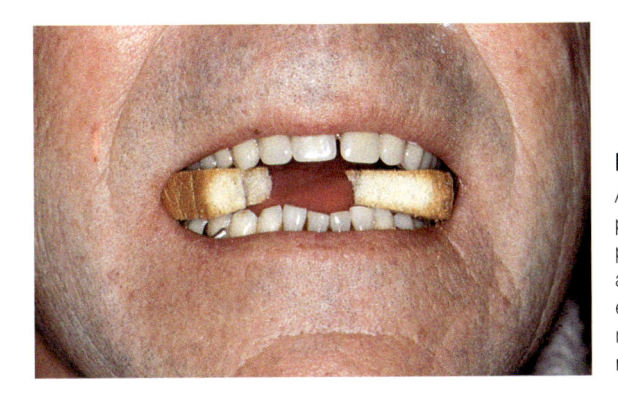

Figura 3-18
A mastigação bilateral participa desde os primeiros dias da aplicação da prótese e de sua estabilização no momento das refeições.

Um usuário de prótese estável tem sua eficácia mastigatória reduzida em um terço ou somente à sexta parte daquela de um paciente que apresenta todos seus dentes naturais.

Nossa experiência clínica mostra que a capacidade de mastigar deve-se não somente à boa adequação da prótese, mas igualmente ao hábito. Serão necessárias 12 semanas para que o usuário de prótese atinja um grau de dilaceração suficiente e de 12 a 18 meses de uso antes que ele mastigue de forma tão eficaz quanto com o aparelho anterior, mesmo que este já esteja inadequado. Essa diferença quanto ao conforto mastigatório explica por que alguns pacientes rejeitam essa nova ferramenta, ainda que perfeitamente realizada, e retornem a seu antigo aparelho, mesmo inadequado.

O paciente e o dentista devem estar conscientes de que a integração psicológica e fisiológica é um trabalho que exige fôlego. Essa etapa de aceitação exige um período mais ou menos conseqüente antes que o paciente obtenha satisfação; ela exige tanta atenção por parte do dentista quanto a realização da própria prótese.

Com uma prótese bem-adaptada e aceita, porém, os alimentos são dilacerados e picados. A língua pode garantir a circulação do bolo alimentar entre as arcadas artificiais. A mastigação é realizada de uma forma que se pode qualificar de "subnormal".

Incidências protéticas

Antes de conseguir uma fragmentação correta dos alimentos, o paciente deverá começar a se sentir bem com sua prótese. Os erros de oclusão deverão ser corrigidos, e as dores traumáticas, eliminadas antes que o aprendizado possa começar (Figura 3-19).

Gradualmente, o paciente vai se acostumar e os novos processos de mastigação vão se impondo.

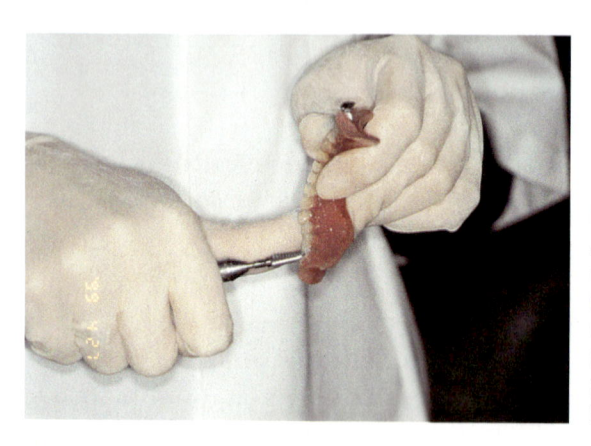

Figura 3-19
A eliminação dos erros de oclusão é fundamental, pois, em um contexto doloroso, não se consegue que a prótese seja aceita nem integrada.

Esse mecanismo também é influenciado por diferentes fatores próprios ao paciente, tais como a minúcia e a aplicação pessoal. Dessa forma, a habilidade da língua e da musculatura labial deve ser considerada na aquisição da mastigação.

Além disso, a qualidade da prótese (sustentação, estabilização, retenção, escolha dos dentes, do conceito de oclusão e do plano de oclusão, aspecto das superfícies, materiais de base protética, etc.) deve ser irrepreensível (Figuras 3-20 a 3-22).

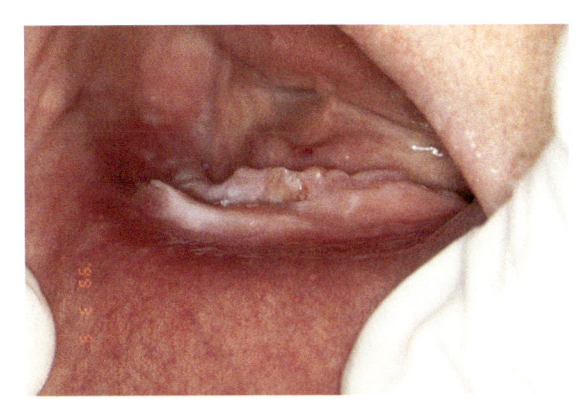

Figuras 3-20 e 3-21
O inevitável pequeno deslocamento dos dentes durante a polimerização deve ser corrigido na fase de equilíbrio, para evitar as dores e os traumatismos da mucosa, visíveis nestas fotos.

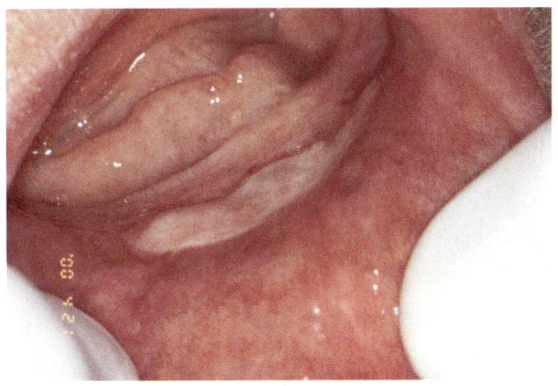

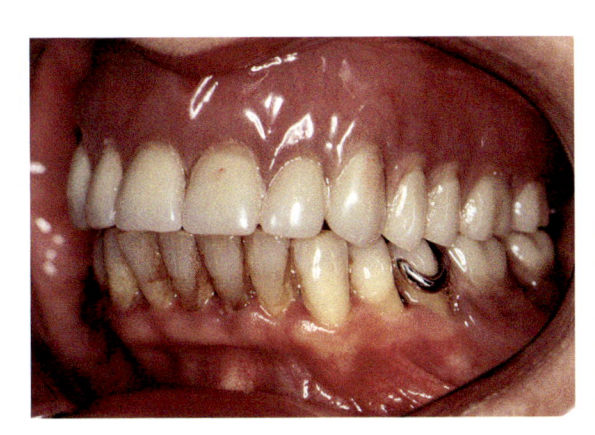

Figura 3-22
Prótese realizada de acordo com os critérios estéticos e funcionais clássicos que permitem uma boa integração protética.

Salivação no indivíduo com prótese

Os movimentos do bolo alimentar entre as arcadas provocam atritos contra as mucosas bucais, o que excita as glândulas salivares. A saliva lubrifica o bolo alimentar. A digestão dos alimentos inicia antes de sua passagem para o esôfago. A presença de aparelhos permite a trituração e a insalivação do alimento.

O uso da prótese provoca uma hipersalivação reflexa que dura de 15 a 21 dias. Essa hipersalivação, incômoda para o paciente, lhe permite suportá-la mais facilmente. Com o tempo, essa secreção se auto-regula e volta ao normal.

A saliva é submetida a uma diminuição do pH; a acidose protética varia segundo a extensão do recobrimento da mucosa. Os usuários de próteses removíveis apresentam uma modificação da flora, ficando a taxa de *Candida albicans* acima do normal.

As pessoas idosas sofrem freqüentemente alterações patológicas das glândulas salivares. Essas patologias são nefastas para a integração protética.

Deglutição no indivíduo com prótese

O paciente deve passar por uma nova aprendizagem da deglutição, reaprendendo a colocar a língua sobre o palato e a fechar as arcadas dentárias para engolir o bolo alimentar. Cada vez que a língua não ocupar seu lugar, ela não poderá realizar seu papel de "êmbolo". Uma má morfologia palatina também pode impedir esse mecanismo.

Incidências protéticas
O palato deve ser o mais fino possível para não atrapalhar a deglutição do paciente. Se ele está acostumado com um palato liso, uma prótese que contenha um palato esculpido será insuportável. Mas, ao contrário, a mudança de um palato esculpido para um palato liso não traz nenhum problema.

Em função da natureza dos dentes, resina ou porcelana, a exterocepção é diferente e a deglutição será variável. A fase de deglutição traz novas percepções e exige uma reprogramação das células nervosas.

Assim como na aprendizagem da mastigação, a deglutição demanda às vezes um certo tempo para recuperar os reflexos perdidos.

Perda do paladar no indivíduo com prótese

Não há diferença significativa entre uma pessoa edêntula com prótese e uma pessoa com dentes normais[36]. As percepções quanto ao paladar são de quatro tipos: salgada, doce, amarga e ácida. Ainda que a percepção do gosto seja feita graças a receptores fundamentalmente situados na língua, o uso de um palato de resina acarreta uma perda momentânea das sensações doce e salgada, ao passo que a acidez e o amargor persistem. O paciente deve ser prevenido quanto à perda provisória de tais sensações. Isso se deve à trituração dos alimentos entre a língua e um material exógeno, a resina acrílica, que cria percepções desconhecidas e perturbadoras. A hipersalivação provoca igualmente uma impressão diferente, diluindo o aroma dos alimentos de forma mais significativa[61].

As papilas palatinas esculpidas na prótese maxilar, quando bem toleradas pelo paciente, participam da sensação de gosto, distribuindo os alimentos e moendo-os com a pressão da língua. São, desse modo, importantes na reconstituição sempre que isso for possível.

Há também uma relação estreita, que não deve ser desprezada, entre a perda de paladar e a diminuição de saliva devido a medicamentos.

Finalmente, o estresse causado pelo uso de um novo aparelho acarreta às vezes uma dificuldade em relação à integração gustativa.

No momento da inserção protética, o paciente sente uma perda de paladar que perdura de 8 a 15 dias.

PATOLOGIAS RELACIONADAS AO EDENTULISMO

Distúrbios gastrintestinais podem ser provocados por carências alimentares ou por uma mastigação insuficiente. Diversos estudos mostram uma relação entre a perda dos dentes, sua má reabilitação e a irritação gastrintestinal. Os inconvenientes de uma fragmentação insuficiente se manifestam principalmente no caso de lesões funcionais do tubo digestivo, que fica então menos apto a suportar uma carga de trabalho extra devido a uma alimentação que não foi suficientemente moída[41, 44].

Patologias gástricas

As patologias gastrintestinais estão fortemente ligadas ao estado funcional bucodental e, secundariamente, à idade. O grau de fragmentação do bolo alimentar repercute no tempo do alimento no estômago e pode alterá-lo. Mastigar corretamente é uma condição preliminar à digestão gástrica. A ausência de mastigação correta aumenta o trabalho do estômago, retarda o mecanismo de secreção gástrica e provoca uma insuficiência de contato entre os alimentos e as enzimas salivares. Um sujeito que sofre de uma deficiência do estado bucodental apresenta duas vezes mais risco de desenvolver uma patologia gastrintestinal. Parece importante, assim, não deixar sem prótese um paciente que apresenta tais problemas.

Úlceras gástricas e duodenais

Uma úlcera é uma afecção que se traduz por uma perda de substância mais ou menos profunda da mucosa. As úlceras ficam mais freqüentemente situadas no nível do duodeno do que no estômago.

Os principais fatores etiológicos são a hereditariedade, o estresse e as origens virais, mas também uma mastigação deficiente que perdura já há bastante tempo. Uma grande maioria desses pacientes que é atingida por úlceras de estômago apresenta uma dentadura inadequada e próteses mal-ajustadas.

Essas patologias se manifestam por dores epigástricas claramente localizadas e ritmadas pelas refeições. As crises dolorosas podem cessar de maneira espontânea e só voltarem a se repetir periodicamente.

Tratamento
Quando a úlcera é causada por uma falha de fragmentação, a reabilitação desse mecanismo passa, além do tratamento clássico da úlcera com prescrição de cimetidina durante seis semanas, de um lado, pela realização de próteses eficazes e, de outro, por uma reeducação do processo mastigatório para permitir a insalivação e a moagem correta dos alimentos.

O paciente deve ter paciência para reaprender a se alimentar e ter prazer novamente com as refeições.

Gastrites

As gastrites são alterações inflamatórias da parede do estômago. Esses distúrbios são de dois tipos: crônicos e agudos. As causas das gastrites estão relacionadas às substâncias tóxicas, aos refluxos biliopancreáticos, a uma alimentação pobre em vitamina B e em proteínas e a uma trituração insuficiente dos alimentos. O estado geral se altera devido às restrições alimentares impostas pelo paciente para evitar as dores prandiais e pós-prandiais que surgem.

Tratamento
Dietético: alimentação à base de massas, arroz, peixes magros, purês de legumes e compotas, além de uma mastigação cuidadosa e eficaz.
Medicamentoso: metoclopramida (Primperan®), que favorece a evacuação alimentar, proteção gástrica e, em caso de dor, prescrição de vitaminas B para a mucosa.

Hérnias hiatais

É a passagem permanente ou intermitente de uma parte mais ou menos grande do estômago para fora da cavidade abdominal através do hiato esofágico do diafragma. Essas patologias não estão diretamente relacionadas com problemas de mastigação; são adquiridas pela abertura anormal do orifício diafragmático em relação com a involução das fibras musculares no indivíduo idoso ou obeso, durante um emagrecimento prolongado ou na menopausa.

Patologias intestinais

A falta de absorção no nível do intestino delgado provém freqüentemente de uma má digestão dos alimentos devido a uma falha de redução mecânica e a uma deficiência das secreções biliopancreáticas e intestinais. Tal mecanismo deve ser considerado, pois esses distúrbios levam o paciente a uma tendência para a subalimentação, a fim de diminuir as sensações de inchaço abdominal, as náuseas e as dores. A redução do volume alimentar associada ao sedentarismo acarreta muitas vezes constipações recorrentes.

A alimentação cada vez mais refinada, a falta de fibras, a falta de alimentos crus são as causas de problemas relativos ao cólon. As colonopatias crônicas geralmente são funcionais, devidas ao estresse do dia-a-dia e são agravadas por erros alimentares e/ou medicamentosos.

Distúrbios do trânsito intestinal

São de dois tipos: constipação e diarréia.

Constipação

A constipação é um distúrbio banal, porém muito freqüente em pessoas idosas. Pode ser o sintoma de várias patologias.

A constipação habitual primitiva está relacionada a vários fatores, freqüentemente combinados: uns alimentares e mecânicos, outros, neurovegetativos. A constipação é conseqüência, principalmente, da vida urbana e do sedentarismo.

O uso do pão branco, de uma alimentação pobre em resíduos celulósicos, rica em carnes e em conservas, a diminuição considerável do consumo de água e a falta de exercícios musculares são responsáveis pela constipação.

Uma melhor higiene de vida e uma alimentação equilibrada contribuem para a regulação desses problemas. Assim, optando-se por alimentos que deixam resíduos no intestino, melhorando a capacidade mastigatória, consumindo muita água para umedecer o bolo alimentar e prevenir fezes desidratadas, fazendo um pouco de exercício físico (caminhadas) sempre que possível, vamos poder combater, de maneira simples e eficaz, a constipação.

Diarréia

Define-se como uma evacuação das fezes na forma mole ou líquida.

Qualquer capacidade digestiva reduzida de modo anormal pode causar diarréia. Porém, a razão mais comum ainda é a ausência de segmentação dos alimentos devido a uma dentadura deficiente. O regime deve garantir um ganho hídrico e mineral suficiente para compensar as perdas hidreletrolíticas após um tratamento medicamentoso sintomático imediato para evitar as carências.

O uso de uma prótese corretamente adaptada e uma modificação do regime alimentar conseguem fazer desaparecer essas manifestações.

Desnutrição e obesidade

As deficiências observadas por insuficiência alimentar estão relacionadas à idade, às afecções crônicas ou incapacitantes e ao baixo nível socioeconômico de algumas populações. A pobreza e o isolamento social provocam no paciente um desinteresse pela comida. Ele elimina progressivamente os alimentos caros. Ora, entre todos os alimentos, os glicídeos são os mais facilmente digeríveis e assimiláveis, e também os mais econômicos. Compreende-se, portanto, facilmente o lugar que eles vão ocupar em todos os tipos de dieta alimentar. Além disso, os glicídeos são dotados de um grande poder sacietógeno. A impressão de saciedade é rapidamente adquirida e a refeição sacrificada. Esse consumo excessivo de açúcar é feito em detrimento dos alimentos essenciais.

Os problemas de obesidade são decorrentes de más nutrições excessivas e provêm de uma alimentação de má qualidade, desregrada e mal-equilibrada.

A perda dos dentes, mesmo reabilitada com uma prótese, acarreta uma diminuição das capacidades mastigatórias. Esta provoca uma alteração significativa na alimentação dos pacientes que desprezam a carne, as frutas e os legumes verdes, com um aumento flagrante do consumo de iguarias e de bebidas doces e de carboidratos refinados de assimilação rápida. Esses alimentos apresentam um valor energético insuficiente e, ao mesmo tempo, uma carência de elementos essenciais, tais como vitaminas, sais minerais, fibras, etc. Eles possuem, em compensação, uma forte proporção de sal, açúcar, colesterol e gorduras insaturadas. Tal dieta implica um risco maior de distúrbios e de obesidade.

Normalmente, quatro elementos estão ausentes da alimentação diária: o cálcio, a vitamina A, a vitamina C e as vitaminas do grupo B. Estas últimas são encontradas mais particularmente nos alimentos difíceis de comer.

Danos da cavidade bucal

As deficiências nutricionais do tipo hipovitaminose são de interesse particular do cirurgião-dentista, pois vêm acompanhadas freqüentemente de manifestações orais. A cavidade bucal, devido à sua renovação celular rápida, é o primeiro órgão atingido pela patologia. Qualquer deficiência vai atingir preferencialmente as mucosas e a língua. As vitaminas interferem em todas as etapas do metabolismo intermediário. Uma carência pode, portanto, bloquear uma cadeia metabólica.

As hipovitaminoses observadas raramente são únicas: na maioria dos casos, são multicarenciais e associadas a manifestações orais devidas a uma prótese iatrogênica.

Deficiências de vitaminas

O grupo das vitaminas é dividido em três categorias: vitaminas lipossolúveis, vitaminas do complexo B e vitamina C[3, 62].

- **Vitaminas lipossolúveis**

Chamam-se vitaminas lipossolúveis as vitaminas A, D, E e K, cuja absorção está implicada na digestão das gorduras (Tabela 3-1). Essas hipovitaminoses provocadas por absorções inadequadas, raras na Europa, são decorrentes mais de patologias das vias biliares ou do pâncreas exócrino e se manifestam pela presença de diarréias crônicas:
— deficiências de vitamina A: as principais manifestações e as mais conhecidas são oculares. A vitamina A está relacionada à integridade das mucosas e da pele. Nos casos graves, as carências levam a leucoplasias, a uma xerostomia, a uma diminuição do paladar provocada pela metaplasia das papilas gustativas e das glândulas salivares;
— deficiências de vitamina D ou vitamina anti-raquítica: as manifestações orais são, na criança, o retardo do crescimento dentário ou a hipoplasia dos dentes permanentes. Observam-se, no adulto, dores ósseas, deformações ou fraturas causadas pela mineralização defeituosa da matriz óssea;
— deficiências de vitamina E: são observadas muito raramente em casos de anemias específicas;

— deficiências de vitamina K: a vitamina K é produzida pela flora intestinal. As manifestações da hipovitaminose são de natureza hemorrágica: sufusões, equimoses e sangramentos gengivais espontâneos.

Tabela 3-1 Deficiências de vitaminas lipossolúveis	
Vitamina lipossolúvel	Manifestações orais
Vitamina A ou retinol	Leucoplasia, xerostomia, diminuição do paladar
Vitamina D ou anti-raquítica	Dores ósseas, deformações e fraturas ósseas
Vitamina E	Palidez das gengivas (anemias específicas)
Vitamina K ou filoquinona	Sufusões, equimoses e sangramentos espontâneos das gengivas

- Vitaminas do complexo B

As hipovitaminoses do complexo B (Tabela 3-2) são acompanhadas quase sistematicamente de manifestações orais, cujas principais são a glossite, a queilite e a glossodínia:

— deficiências de riboflavina ou vitamina B2: as carências de riboflavina são freqüentes e têm como conseqüência danos orais associados característicos. A lesão oral mais comum é a queilite angular (Figura 3-23) expressa por fissuras e inflamações da comissura labial. Essas zonas são freqüentemente a sede de uma sobreinfecção — ou bacteriana, por estafilococos ou estreptococos, ou micótica, por *Candida albicans*. O diagnóstico diferencial deve, no entanto, ser feito com a queilite observada nos casos de

Tabela 3-2 Deficiências de vitaminas do complexo B	
Vitamina B	Manifestações orais
Vitaminas B2 ou riboflavina	Queilite angular
Vitamina PP ou niacina	Glossodínia, hipersensibilidade das mucosas, estomatite, queilite, glossite
Vitamina B6 ou piridoxina	Glossite, queilite, estomatite
Vitamina B12 ou cobalamina	Glossite, glossodínia, ulcerações recorrentes

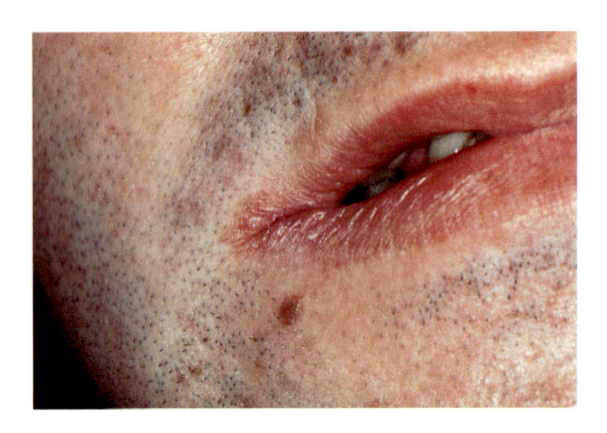

Figura 3-23
Queilite angular.

perda de dimensão vertical no paciente edêntulo sem prótese. A presença de blefarite angular associada permite suspeitar de uma falta de vitaminas;
— deficiências de niacina ou vitamina PP: os sintomas se resumem pela regra dos três D: dermatite, diarréia e demência. A carência de niacina, sempre de origem nutricional, provoca lesões cutâneas e distúrbios gastrintestinais e psiquiátricos. Na cavidade bucal, surgem a glossodínia, a hipersensibilidade das mucosas, a estomatite, a queilite e a glossite. A língua perde, em um primeiro momento, as papilas filiformes e, logo após, as papilas fungiformes, tornando-se então vermelha e lisa, completamente envernizada;
— deficiências de piridoxina ou vitamina B6: as manifestações orais são distúrbios da mucosa em seu conjunto, com glossites, queilites e estomatites;
— deficiências de vitamina B12: a carência dessa vitamina afeta as células de alta taxa de renovação, portanto aquelas da cavidade bucal em primeiro lugar. As deficiências de origem alimentar são excepcionais, ao passo que as oriundas da má absorção são comuns. As manifestações orais são a glossite, a glossodínia e as ulcerações recorrentes.

- Vitamina C

As deficiências de vitamina C (Tabela 3-3) são ainda observadas, pois as etapas de processamento dos alimentos provocam perdas inevitáveis de vitaminas. As manifestações bucais são comuns: gengivites (Figura 3-24) hiperplásicas, depois hemorrágicas e ulceronecróticas.

Tabela 3-3 Deficiências de vitamina C
Manifestações orais
Gengivite hiperplásica, depois hemorrágica e ulceronecrótica

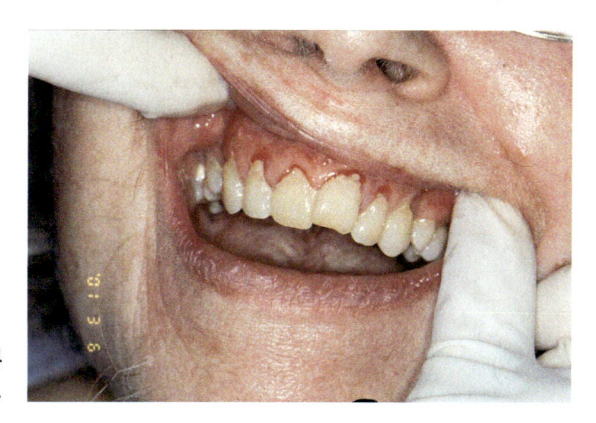

Figura 3-24
Gengivite.

Carências de ferro

É a mais freqüente das carências alimentares que levam à anemia férrica. Se a alimentação é pobre em carne vermelha e em vitamina C, a absorção de ferro será menor. As manifestações orais são clássicas: palidez das mucosas, glossite, queilite e ulcerações recorrentes.

Carências de sais minerais

Trata-se principalmente do potássio, do magnésio, do fósforo e do cálcio.

Nos casos de carência de potássio e de magnésio, a sintomatologia não é muito específica. Notam-se tremores, manifestações de confusão mental, sinais de fadiga, vertigens, uma sensação de sede e cãibras.

A absorção do fósforo diminui de forma significativa na mulher com osteoporose. O fósforo participa da estocagem, da liberação e da transferência de energia pelo metabolismo intermediário dos carboidratos, bem como da estrutura dos fosfolipídeos, dos ácidos nucléicos e dos nucleotídeos.

As carências de cálcio são indissociáveis das de vitamina D.

Perleche

É uma lesão banal superinfectada pela *Candida albicans* e localizada no nível da comissura labial (Figura 3-25). É observada com freqüência nos usuários de prótese completa. Trata-se do mais comum dos fenômenos mecânicos provocados pela perda da dimensão vertical que acentua a plicatura da comissura labial. Esse fenômeno provoca uma maceração da saliva e uma superinfecção microbiana ou uma candidíase que contribuem para o surgimento dessa perleche.

Pode-se pensar também nas carências de vitaminas do complexo B, mas essas razões são mais raras.

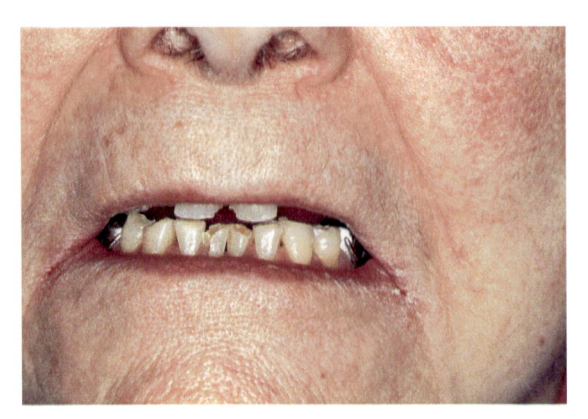

Figura 3-25
Perleche.

RESUMO

Como vimos, o edentulismo pode levar à nutrição inadequada. O paciente não-aparelhado ou mal-aparelhado faz uma escolha alimentar que não permite suprir suas necessidades energéticas. As carências podem se instalar progressivamente e agravar o estado de saúde, sobretudo quando a pessoa é idosa e já se encontra em um estado frágil devido à presença de polipatologias. A reabilitação protética é, portanto, fundamental.

4

Nutrição do edêntulo

A fome é um estímulo que corresponde a uma necessidade energética, mas comporta igualmente um aspecto psicoafetivo, simbólico e social. O Dr. Tremolière já descrevia, há 20 anos, o dilema da nutrição: "A nutrição foi, primeiramente, e sempre será um conjunto de dados empíricos que vinculam, bem ou mal, um tipo alimentar (quantidade, proporção, qualidade dos alimentos) a um estado de atividade e de saúde. Como a medicina, a nutrição continua sendo e sempre será, acima de tudo, uma arte. Ela se aplica a situações extremamente complexas para que cada uma não seja particular. [...] Porém, preocupado com seu instinto, com suas tradições ou com suas novidades, o homem moderno precisa dos julgamentos da ciência da nutrição para ajudá-lo a julgar melhor ele próprio o que deve comer, em quantidade e em qualidade, para estar bem de saúde"[6].

ASPECTO PSICOAFETIVO DO COMPORTAMENTO ALIMENTAR NO EDÊNTULO

Função oral e maturação afetiva

Por sua situação e suas funções, a boca é um dos centros da organização corporal: sua inervação sensitiva importante faz dela uma área de motricidade e de sensibilidade particularmente desenvolvida desde o nascimento. A boca permite os primeiros contatos com o mundo. É sentida como primeiro limite entre o corpo e o ambiente, e participa por toda a vida da construção do eu.

O indivíduo evolui, inicialmente, conforme as fases orais com maturação ou fixação em cada fase:
— a fase oral primitiva, durante os seis primeiros meses de vida, antes do surgimento dos dentes. Nessa fase, só há sucção e alimentação líquida;
— a fase oral tardia, já com a presença dos dentes incisivos, de 6 meses a 2 anos: fase oral sádica, pois os incisivos são instrumentos de destruição parcial do alimento com as primeiras mordidas;
— a fase em que aparecem os dentes molares, com mordida e mastigação que chega à introjeção oral.

Comer é integrar, apropriar-se do alimento – "nós somos o que comemos" –, o que está associado à nossa história pessoal: o purê de ervilha partida e o fígado de vitela malcozido que comemos quando pequenos na cantina da escola sempre serão para nós sinônimos de desgosto. Assim, um mesmo alimento será percebido como bom por um e desagradável por outro.

Além disso, a comunicação é a necessidade psicológica mais fundamental do ser humano. É ela essencialmente que o preserva da solidão. Ora, por meio da coletividade à qual pertence, o indivíduo compartilha uma cultura, uma história que se inscreve em torno de sua personalidade própria, de suas escolhas e de seu destino. A pessoa, conforme a idade avança, deve manter um círculo de convívio (amigável, familiar ou associativo) (Figuras 4-1 e 4-2), pois deste dependerá a qualidade do envelhecimento. Ora, o envelhecimento acarreta um abreviamento da vida social, sendo as ocasiões de comunicação, portanto, cada vez mais raras.

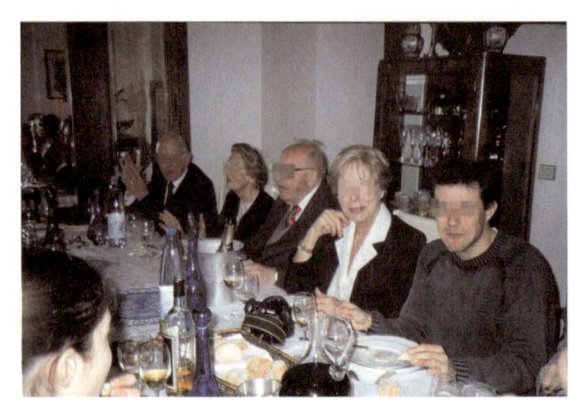

Figura 4-1
Uma refeição familiar é mais agradável do que uma refeição feita solitariamente; é símbolo de festa, de encontro.

Figura 4-2
A refeição em instituições não tem o mesmo ar festivo. A ausência da toalha de mesa, das iguarias apresentadas com gosto lembram a cantina de nossa infância.

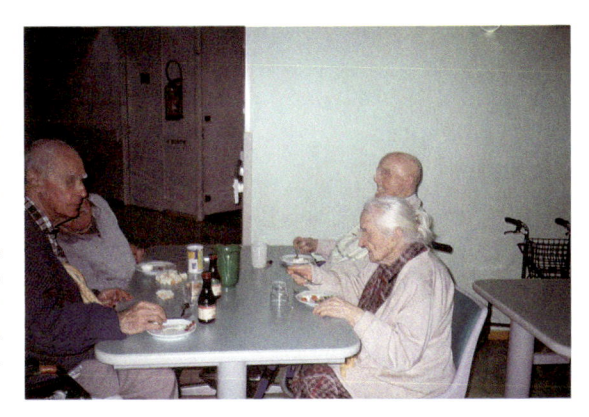

Perda dos dentes

A perda dos dentes é um dano definitivo à integridade da pessoa e sempre tem uma relação com a morte. O sujeito se depara com a velhice através do que lhe falta, e é no corpo que os efeitos do tempo se inscrevem mais do que nunca. Essa transformação lenta, progressiva, que se traduz por um conjunto de perdas, de fraqueza e mesmo de deficiência, provoca uma perda de auto-estima. O narcisismo enquanto amor a si mesmo fica abalado. Não nos reconhecemos mais no espelho (Figura 4-3). A resposta física do espelho é da mais alta importância, pois condiciona nosso estado físico e nosso comportamento. A menor alteração pode engendrar um sentimento de derrota física. As perdas dentárias remetem a uma imagem de um envelhecimento geral, às vezes prematuro. Voltaire salienta: "Perco um dente, morro em detalhes...".

A perda dos dentes tem, portanto, às vezes um papel que desencadeia ou agrava a depressão. Acarreta não somente incômodos funcionais, mas também estéticos, que têm um impacto muito grande no plano psicológico. O edêntulo não destrói mais os alimentos, os engole, sua digestão salivar fica perturbada, sua fonação e sua fala ficam modificadas, sua estética fica profundamente alterada. Na evolução considerável do valor estético em nossa sociedade, o edêntulo, total ou parcial, aparece desfigurado. Ele provoca uma atitude espontânea de retração desencadeada por um sentimento de repugnância, de repulsão (Figura 4-4).

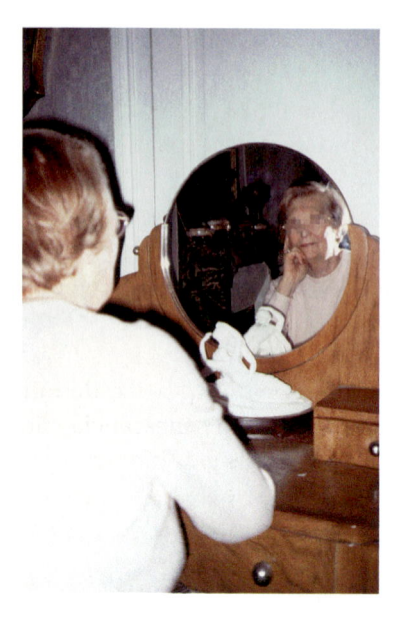

Figura 4-3
Poder se reconhecer quando se olha no espelho é fundamental.

Figura 4-4
Não é exagero considerar o indivíduo idoso edêntulo como um verdadeiro enfermo, um "mutilado psicossomático".

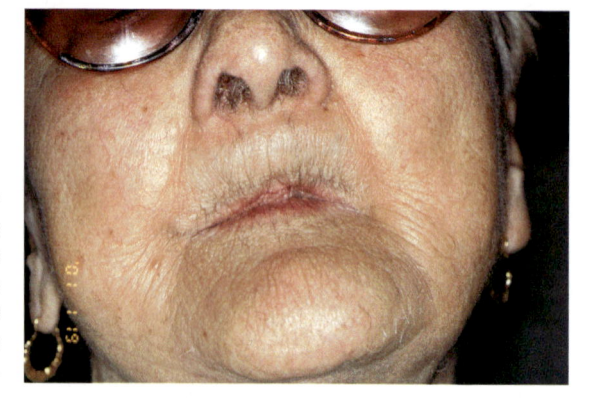

Senescência

A idade é uma referência essencial para o indivíduo, não importa quem seja. Distinguem-se várias categorias de idade:
— aquelas que acompanham a vida social e que são comuns a todos. As diferentes etapas são determinadas pela sociedade: a idade escolar, a maioridade, a aposentadoria, etc.;

— aquelas que acompanham a vida pessoal do indivíduo e que são variáveis de um indivíduo a outro: a idade psicoafetiva, a idade cognitiva, a idade física, biológica. Essas idades apresentam um caráter particular, pois nem sempre andam juntas com a primeira categoria.

Dessa forma, cada indivíduo tem um desenvolvimento pessoal que não segue necessariamente o ritmo que a sociedade lhe impõe. Cada sujeito apresenta uma evolução que lhe é própria. O envelhecimento é muito variável de um indivíduo a outro e coloca todo ser humano diante da necessidade de assumir uma diminuição física e, freqüentemente, psíquica e social. Não sabemos, porém, definir de forma satisfatória a pessoa idosa, uma vez que a senescência não pode ser reduzida somente às mudanças biológicas e fisiológicas que afetam o organismo de uma forma inevitável. Deve-se levar em conta igualmente a história do indivíduo, suas vivências afetivas, psicológicas.

É preferível falar então de pessoas envelhecendo. Não há uma chegada na velhice, mas chegadas diferentes, sucessivas, em envelhecimentos que afetam áreas mais ou menos definidas da vida dos indivíduos[12, 63, 64].

Mesmo que a perda dos dentes ocorra em todas as idades, ela se acelera com o envelhecimento. Infelizmente, o sorriso se torna mais raro no homem que envelhece, marcando assim uma depressão insidiosa. Entre as razões dessa depressão anunciada, as modificações do corpo e a vivência corporal são preocupações maiores.

Diante da ansiedade do envelhecimento e da morte, as regressões se manifestam em diferentes níveis: alimentação líquida ou batida, bulimia de doces (geléia, docinhos, folhados).

A solidão acarreta uma alimentação desordenada, com horários irregulares, com refeições reduzidas ou, ao contrário, excessivas para preencher um vazio afetivo. A alimentação se torna um modo compensatório. Comer sozinho é freqüentemente comer mal (**Figura 4-5**).

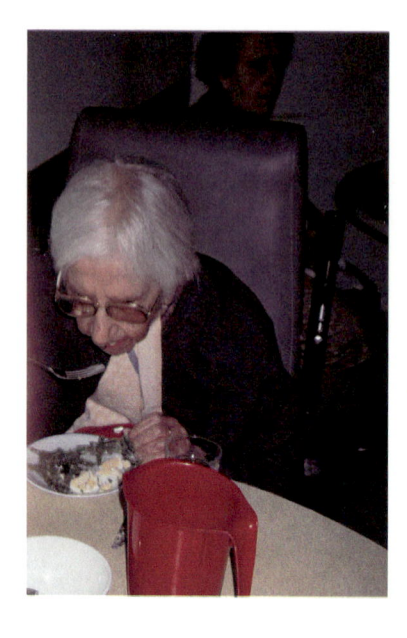

Figura 4-5
A pessoa idosa que vive sozinha não come tão bem quanto a que vive em comunidade, e esta, por sua vez, não come tão bem quanto a que vive em família.

Prótese

Uma prótese bem-integrada permite recuperar a introjeção assimilada, restabelecer o prazer de morder, de mastigar e de experimentar em certas proporções, sem nunca, no entanto, dar a sensação de prazer original[65] (Figura 4-6). Em compensação, uma prótese mal-aceita pode se tornar o bode expiatório de todos os rancores, frustrações, contra a mutilação devida à perda dos dentes, à idade, à sociedade, etc. (Figura 4-7).

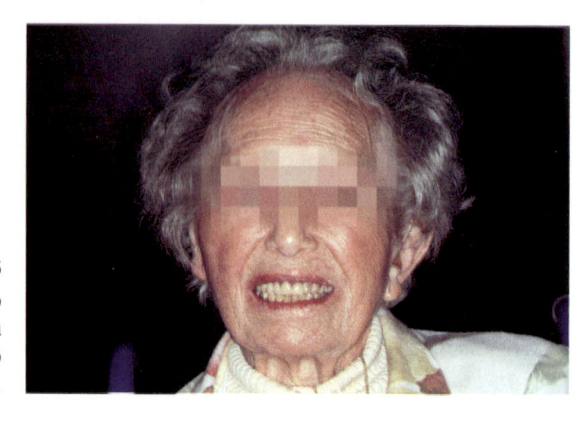

Figura 4-6
Recuperar o sorriso com a prótese dentária é um dos objetivos do cirurgião-dentista.

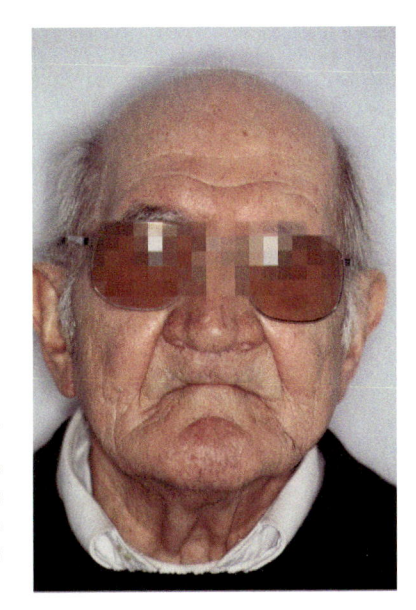

Figura 4-7
Uma prótese mal-aceita pode se tornar a fonte de todas as frustrações.

ASPECTO SOCIAL DO COMPORTAMENTO ALIMENTAR NO EDÊNTULO

Não se pode abordar a nutrição dos edêntulos sem considerar o contexto, isto é, todos os fatores que condicionam o ato de se nutrir. O lugar preponderante ocupado pela cavidade bucal ao longo de toda a existência de um indivíduo do ponto de vista psicológico, fisiológico ou sensitivo não precisa mais ser demonstrado. De fato, a esfera oral possibilita, durante toda a vida, a fala, a expressão, a mímica, a digestão, na qual a boca e a língua ocupam um grande espaço (Figura 4-8).

A influência das apetências e das aversões alimentares depende, além disso, da tradição e da vivência do indivíduo. A existência de afecções crônicas, de distúrbios digestivos pode ser a causa também de uma rejeição específica de certos alimentos. A percepção dos sabores se modifica com a idade, com o uso da prótese, com o fluxo salivar, etc.[30, 31, 66].

No paciente amplamente edêntulo, não somente a deterioração física fica mais visível, mas, no momento da refeição, ela adquire toda sua acuidade, pois a pessoa se encontra em situação de maior inferiorida-

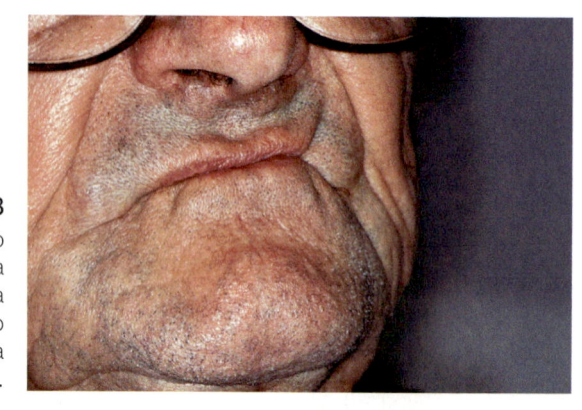

Figura 4-8
Estar edêntulo representa uma deficiência maior e priva a pessoa do momento essencial que é a refeição.

de. Com efeito, a apreensão dos alimentos, atribuída em princípio aos incisivos, não ocorre, e a mastigação é inexistente, prova da impossibilidade manifesta. Essa posição de fraqueza é, com freqüência, bastante sentida, sobretudo na sociedade atual – bastante exigente –, em que os dentes representam a boa saúde, a juventude, a vitalidade, o bem-estar. Sua ausência se torna, assim, sinônimo de derrota, de velhice, de degradação física.

Nesse quadro, o edêntulo vai, portanto, recusar as refeições feitas em grupo, vai aos poucos se excluindo desses momentos privilegiados, sejam eles familiares ou amigáveis, para comer somente sozinho. Às vezes, até a presença do cônjuge pode trazer problemas. O edêntulo vai então comer antes ou depois de seu companheiro, na cozinha, enfim, à parte. Por ele mesmo, acaba se delegando um outro lugar, um momento diferente, para não impor ao outro a visão degradante de sua boca sem dentes ao tentar comer. A mastigação com as gengivas é uma operação longa, dolorosa, as refeições são evitadas, alguns alimentos são progressivamente eliminados, para ir mais rápido, para não sofrer. O que conta apenas é a necessidade de se alimentar para viver. E se, infelizmente, a depressão aparece junto a esse fenômeno, o paciente pode perder a vontade de comer.

O gosto e a textura são apreciados em função da presença de matérias graxas dos produtos ingeridos. A pessoa edêntula vai se satisfazer com uma alimentação marginal, pobre e inadequada. Vai absorver alimentos ricos em calorias, mas pobres em nutrientes necessários ao organismo, tais como aminoácidos indispensáveis, vitaminas, sais minerais, fibras.

Esses alimentos são qualificados como "vazios", pois não trazem nada de essencial para satisfazer os gastos energéticos. A qualidade, a diversidade da alimentação, seu caráter familiar vão desaparecer; no entanto, são fatores importantes para a estimulação do consumo alimentar. O convívio durante as refeições intensifica as relações com os outros (Figura 4-9).

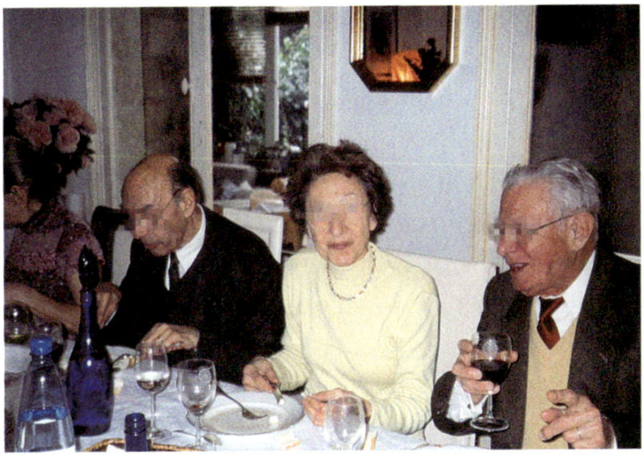

Figura 4-9
Refeição é sinônimo de contentamento e, muitas vezes, os pacientes mal-aparelhados ou recentemente aparelhados temem esse momento. Eles têm medo de que sua deficiência apareça em público.

COMPORTAMENTO ALIMENTAR DA PESSOA IDOSA

As modificações fisiológicas e ambientais contribuem para perturbar o estado nutricional da pessoa idosa, alterando os ganhos, a disponibilidade e o percurso dos nutrientes.

O estado de saúde é um elemento essencial a ser levado em conta, da mesma forma que o fator individual relacionado à história nutricional do indivíduo, dependente de seu modo de vida.

Paralelamente ao envelhecimento fisiológico, a problemas de solidão, de consumo abusivo de medicamentos, de depressão, de queda de qualidade de vida, aparecem problemas de impotência, de distúrbios da mastigação, de aparelhos dentários defeituosos, muito antigos, consertados várias vezes[13, 21, 67]. Essas diferentes vicissitudes vão levar o idoso a uma negligência alimentar, responsável, por sua vez, pela má nutrição severa causada por carências de ganho nutricional.

A pesquisa Econut-Seneca, realizada em 1992, na França, mostrou que a desnutrição dos idosos atinge quase 50% dos indivíduos que vivem sozinhos em seu domicílio, 30% dos que vivem em lares para terceira idade ou em hospitais geriátricos[27]. Uma a cada cinco pessoas corre o risco de desnutrição. As causas são fisiológicas e psicológicas. O paladar diminui, a dentição se altera, a digestão se torna cada vez mais difícil, e todos esses fenômenos acarretam uma redução da qualidade e da quantidade dos alimentos consumidos[68]. Uma comida sem sabor não será tão apreciada, conseqüentemente não será tão bem mastigada devido à diminuição de secreção de saliva e não será tão bem digerida devido à diminuição de secreção de ácido clorídrico pelo estômago e das enzimas secretadas pelo pâncreas. Além disso, a refeição perde seu caráter festivo.

As conseqüências são múltiplas: emagrecimento, sarcopenia, fraqueza muscular, que acarretam quedas graves e repetidas, desmineralização óssea, astenia, diminuição das defesas imunológicas, distúrbios de memória, etc.[13, 69-71].

As soluções podem ser:
— variar a alimentação do idoso, as texturas, os sabores, e evitar alimentos misturados;
— restaurar a dentição e as próteses dentárias, realizar próteses novas sempre que possível[16];
— dividir as refeições, fazer lanches às 10h, às 16h e às 18h;
— usar complementos nutricionais além das refeições;
— reidratá-lo permanentemente. São necessários 2 L de água por dia para a pessoa idosa que é sensível à desidratação.

NECESSIDADES NUTRICIONAIS E PROTÉICAS ANTES DA REALIZAÇÃO DA PRÓTESE

Anamnese e exame do paciente

É dever do profissional interessar-se pela alimentação de seu paciente e, quando ele chega para uma consulta pela primeira vez, deve-se estabelecer o plano de tratamento ao mesmo tempo que o exame geral. Observa-se se há sinais de emagrecimento geral ou, ao contrário, sinais de obesidade (perguntar sobre seu peso habitual para ver se ele engordou ou emagreceu e se isso ocorreu de forma brutal). É preciso saber por quê, que doença provocou essas alterações, se esse emagrecimento ou essa obesidade é concomitante à perda dos dentes. É preciso interrogá-lo sobre a forma que ele come, o ritmo das refeições, as quantidades e a qualidade dos alimentos, a dieta alimentar e fazer, eventualmente, um estudo durante três dias. É bom saber também se o paciente pratica algum exercício físico e qual.

O médico pode determinar facilmente o índice de massa corporal de seu paciente (IMC = peso/altura^2). Se inferior a 15, esse índice indica um estado de desnutrição; se superior a 25, um estado de obesidade. O valor normal fica entre 18 e 23. Existem nomogramas que permitem determinar rapidamente o valor do IMC (Figura 4-10).

A pessoa idosa deve ter um IMC entre 23 e 25. Um IMC próximo dos 18 no idoso traduz uma deficiência muscular significativa que o priva de reserva em caso de doença. Ele sofrerá mais freqüentemente episódios infecciosos[11, 34, 72, 73].

Conselhos alimentares

Conselhos alimentares serão dados ao paciente a fim de evitar qualquer risco de desnutrição durante a realização da prótese, a restauração tecidual, a confecção da prótese de transição.

Comer é um ato íntimo, um ato sensorial e um ato de comunicação.

Ato íntimo

Somos todos, consciente ou inconscientemente, sensíveis à composição e à distribuição das refeições. As refeições devem ser divididas e variadas. A monotonia provoca a perda de prazer. A apresentação dos pratos, os odores, a textura e a cor também fazem parte do ato de comer.

Trata-se de se esforçar para apresentar e preparar pratos com aspecto agradável e colorido, mesmo que a textura deva ser mole. É preciso sempre separar a carne dos legumes. A pessoa deve poder identificar o que está comendo, descobrir sabores diferentes: muito cozido, suculento, duro, mole, fibroso, etc. A carne deve preferencialmente ser cortada em vez de picada. Por exemplo, peixes ou carnes em pedaços permitem conservar uma certa função mastigatória não

Altura / Peso	1,40	1,45	1,50	1,55	1,60	1,65	1,70	1,75	1,80	1,85	1,90	1,95	2,00	2,05
35														
37														
39														
41														
43														
45														
47														
49														
51														
53														
55														
57														
59														
61														
63														
65														
67														
69														
71														
73														
75														
77														
79														
81														
83														
85														
87														
89														
91														
93														
95														
97														
99														
101														
103														
105														
107														
109														
111														
113														
115														
117														
119														
121														
123														

Figura 4-10

Tabela dos índices de massa corporal: em verde, desnutrição (IMC inferior a 18); em amarelo-claro, magreza (IMC igual a 18); em amarelo, normalidade (IMC entre 19 e 23); em laranja, sobrepeso (IMC entre 23 e 28); em vermelho, obesidade (IMC superior a 29). A partir de uma certa idade, é melhor apresentar IMC no nível do amarelo ou do laranja (isto é, entre 23 e 25).

exigindo muito esforço do paciente para isso, ao passo que uma mistura indefinida, de cor indeterminada e de gosto insípido não será gostosa e não despertará a vontade de comer.

Uma alimentação misturada ou líquida não é tão apreciada como um alimento que exige esforço mastigatório (Figuras 4-11 e 4-12).

Figura 4-11
Refeição equilibrada e acompanhada de outras pessoas: os alimentos são separados e reconhecíveis, despertando o prazer de comer.

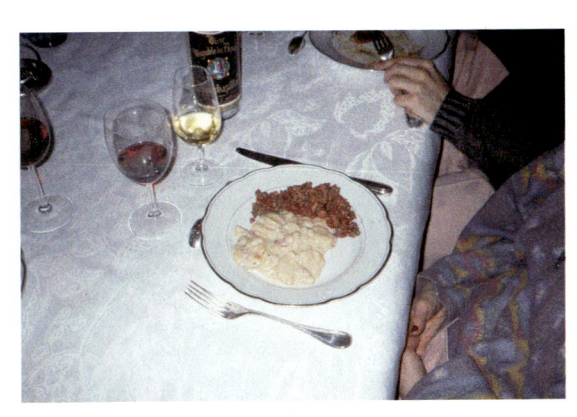

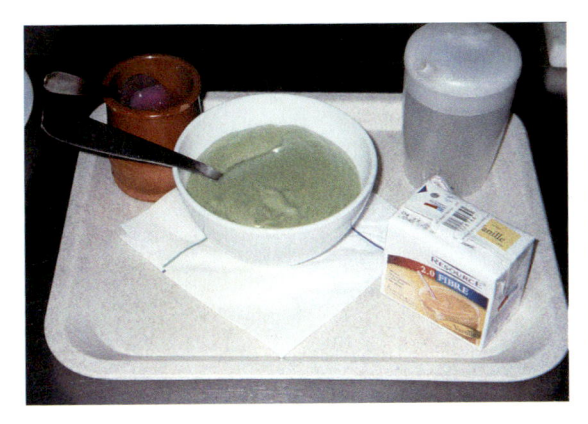

Figura 4-12
Refeição equilibrada, mas misturada e liquidificada, juntando os legumes e a carne, pouco agradável ao paladar e monótona, não despertando o apetite.

Ato sensorial

No momento em que se come, tanto o alimento como o contexto influenciam para tornar a situação agradável ou desagradável: comer em um restaurante com uma prótese instável pode ser o pior momento vivenciado. Freqüentemente, os pacientes temem esse tipo de situação[40]. Pode-se tranqüilizá-los propondo, para uma circunstância como esta, colocar um pouco de creme adesivo para evitar tal angústia. Em compensação, quando se está seguro da retenção da prótese e de sua estabilização, a refeição em família ou entre amigos volta a ser um momento privilegiado.

Ato de comunicação

A refeição é muitas vezes sinônimo de festa, de reunião. Na atual sociedade, muito raramente comemos quando estamos com fome. A refeição antecede muitas vezes essa sensação. Em alguns casos, comemos unicamente por tédio. Por outro lado, os conselhos em matéria de nutrição são com freqüência repletos de julgamentos, o que reforça a noção de desprazer. A palavra "regime" ainda é freqüentemente assimilada à restrição.

Trata-se de fazer um esforço para preparar e apresentar pratos coloridos e com aspecto agradável, mesmo que a textura deva ser mole durante o período da confecção da prótese (Figuras 4-13 e 4-14).

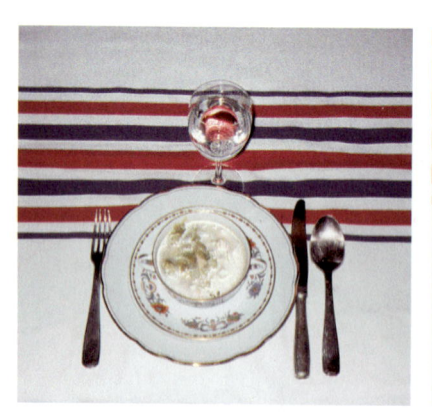

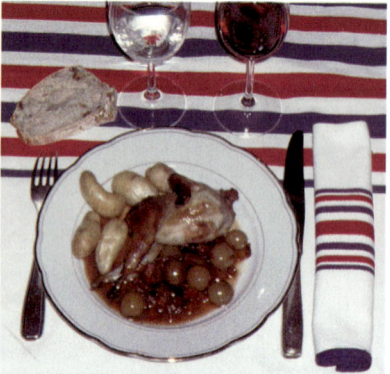

Figuras 4-13 e 4-14
É preciso tentar preconizar uma alimentação tradicional, variada, que garanta todos os prazeres e uma boa saúde[1, 4, 5].

A alimentação deve ser:
— **bem distribuída:** para funcionar corretamente, o organismo precisa de três refeições por dia: café-da-manhã, almoço e jantar. Pode-se acrescentar dois lanches, caso necessário;

- diversificada: comer de modo equilibrado significa comer de tudo em quantidade suficiente. A variedade dos produtos dá o equilíbrio... e a forma;
- tradicional: é preciso se dar tempo para sentar à mesa e evitar beliscar guloseimas a qualquer hora. Evitar os excessos ou as restrições, tudo de forma razoável;
- medida: a obesidade e as doenças cardiovasculares são verdadeiras catástrofes. Essas doenças vêm aumentando em todos os países, e é preciso evitar comer alimentos muito gordos ou muito doces, considerando que alguns açúcares se transformam em gordura.

Para se ter uma alimentação equilibrada, basta consumir:
- no café-da-manhã (Figura 4-15):

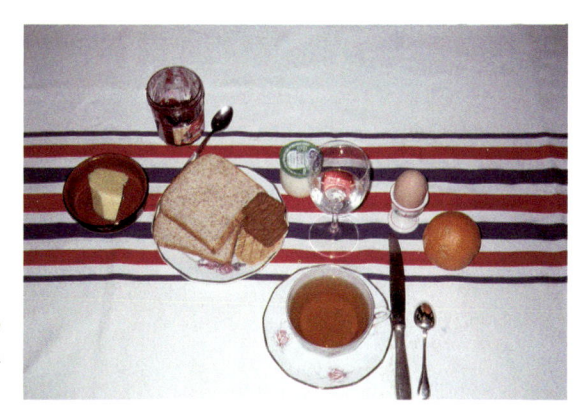

Figura 4-15
Um café-da-manhã equilibrado.

- glicídeos: pão ou torradas ou miolo de pão, biscoitos, cereais, geléia, mel;
- uma bebida: chá, café;
- um produto lácteo: leite, iogurte, queijo;
- lipídeos: manteiga;
- frutas na forma de suco ou naturais;
- no almoço ou no jantar (Figura 4-16):
- uma entrada de legumes crus ou cozidos ou um cozido (com carne e legumes), em função do estado dentário do paciente;
- proteínas: 100 g por refeição aproximadamente;
- legumes cozidos alternados com alimentos feculentos;
- uma porção de queijo ou seu equivalente em produto lácteo;

— uma fruta, pão, um pouco de matérias graxas;
— água;

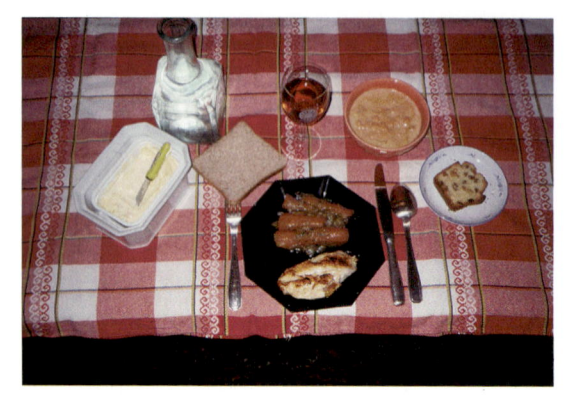

Figura 4-16
Uma refeição equilibrada.

- em um lanche (Figura 4-17):
— um produto lácteo;
— um açúcar lento;
— um suco de frutas ou uma fruta;
— água.

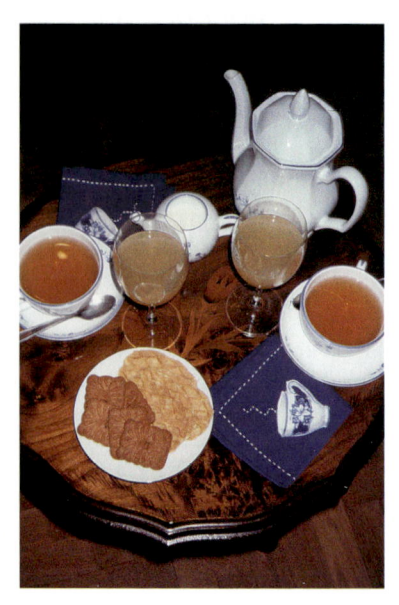

Figura 4-17
Lanche equilibrado.

Para poder jogar com as equivalências, é preciso lembrar que:
— 300 mg de cálcio = 2 iogurtes, ¼ de litro de leite desnatado, 30 a 40 g de queijo tipo *gruyère*, 60 a 80 g de queijo tipo *camembert*, 300 g de queijo branco, ½ L de água cálcica (*Contrex*, *Hépar*, etc.). É preciso consumir 1.200 mg de cálcio por dia;
— 18 a 20 g de protídeos = 100 g de carne, de miúdos, 120 g de peixe, 2 ovos, ½ L de leite, 4 iogurtes, 70 g de *gruyère*, 90 g de *camembert*, 200 g de queijo branco. É preciso consumir de 65 a 75 g de protídeos por dia;
— 40 g de glicídeos = ⅓ de pão francês, 50 g de torradas, 50 g de farinha, 200 g de batata, 150 g de massas ou de arroz cozido, 220 g de legumes secos cozidos. É preciso consumir 400 g de glicídeos por dia;
— 10 g de lipídeos = 2,5 colheres de café de manteiga, 2 colheres de café de óleo. É preciso consumir de 50 a 60 g de matéria graxa por dia.

RESUMO
Para um bom equilíbrio alimentar:
- cuidar para fazer três refeições por dia, não saltar nenhuma, dedicar tempo à refeição, recuperar o sentido da convivência;
- atribuir um amplo espaço ao pão, pão tipo brioche, miolo de pão;
- evitar as "beliscadas" ao longo do dia; fazer lanches com produtos lácteos e com frutas;
- jogar com as equivalências: carne = ovos = peixe;
- consumir um produto lácteo a cada refeição, inclusive no café-da-manhã, é a única forma de satisfazer as necessidades de cálcio;
- variar os queijos;
- para o equilíbrio, escolher um alimento de cada grupo para cada uma das principais refeições;
- beber de 1,5 a 2 L de água por dia, sobretudo no caso da pessoa idosa, que é mais sensível à desidratação.

Conselhos específicos para as pessoas idosas[1, 3, 10, 32, 33, 62]

Protídeos, ou como prevenir a sarcopenia?

É preciso:
— ter uma atividade física regular;
— controlar seu consumo de proteínas alimentares: no mínimo 1 g de proteínas/kg/dia e a metade na forma de proteínas animais (melhor digeridas, absorvidas e mais equilibradas em aminoácidos essenciais).

As fontes de proteínas são a carne, o peixe, os ovos, os produtos lácteos e, em uma medida menor, os cereais e os legumes secos.

Para as pessoas que consomem pouco ou não consomem carnes (por problema de dentição, por exemplo), deve-se apostar na "complementação": produtos cereais + legumes secos, produtos cereais + ovo, etc.

Cálcio, ou como prevenir a osteoporose?

Há várias soluções para isso:
— hormonioterapia substitutiva;
— atividade física;
— prevenção contra quedas;
— normalização do consumo de proteínas;
— correção da carência de vitamina D;
— cobertura das necessidades de cálcio.

Cálcio:
— NNR (necessidades nutricionais recomendadas): 1.200 mg/dia;
— as NNR são aumentadas devido à menor absorção intestinal de Ca^{++} na pessoa idosa;
— alimentos mais ricos: produtos lácteos;
— o aumento dos ganhos cálcicos permite também reduzir a perda óssea relacionada à idade, freando a secreção de hormônios paratireoidianos.

Vitamina D:
— NNR: 10 a 15 mg/dia, ou seja, 400 a 600 UI/dia;
— alimentos mais ricos: peixes gordos, gema de ovo e fígado;

- a síntese cutânea satisfaz essencialmente as necessidades;
- quando o indivíduo idoso é muito sedentário, uma complementação medicamentosa pode se revelar necessária (sobretudo no inverno): colecalciferol (D3) ou ergocalciferol (D2);
- pode ser interessante também consumir leite ou produtos lácteos frescos enriquecidos com vitamina D (segundo recomendação do Conselho Superior de Higiene Pública da França, de 1998).

É difícil, no dia-a-dia, atingir as NNR de cálcio. Para chegar aos 1.200 mg, é preciso criar o hábito de enriquecer os pratos, por exemplo: couve-flor, bechamel ou legumes com carne + queijo ralado.

Pode-se também dar preferência aos queijos duros e escolher águas ricas em cálcio.

Consumo de sal, ou como evitar a hipertensão?

As pessoas idosas são expostas aos riscos de hipertensão arterial e de acidente vascular cerebral. Além disso, sua eliminação renal do sal é menos eficaz. Conseqüentemente, um limite de 4 g de NaCl/dia não deve ser ultrapassado (ou seja, cerca de 10 g de sal).

As dietas hipossódicas, fortemente anorexígenas, costumam ser desaconselhadas.

Colocar sal no momento em que se vai comer um prato dá um gosto salgado mais forte do que se usado no cozimento. Isso permite, portanto, diminuir o consumo global de sal preservando o sabor.

Dietas de emagrecimento

As dietas muito pobres em gordura podem causar uma diminuição do bom colesterol (HDL) protetor, ao mesmo tempo em que o mau (LDL) acarreta as doenças cardiovasculares.

As dietas podem provocar uma carência de ácidos graxos essenciais, de vitaminas A e D, e levar a, ou agravar, uma má nutrição (monotonia alimentar e anorexia).

No idoso, um sobrepeso moderado (IMC entre 23 e 25) é mais recomendável para uma melhor expectativa de vida. Em todos os casos, porém, uma dieta emagrecedora nunca deverá ser inferior a 1.600 kcal/dia.

Lipídeos
Deve-se garantir as necessidades em ácidos graxos essenciais, que são:
— o ácido linoléico (presente nos óleos de girassol, de amendoim e de milho);
— o ácido alfa-linolênico, presente nos óleos de nozes, soja, colza, e em seus derivados, que são:
- o ácido araquidônico (presente nas carnes vermelhas, nos ovos e no fígado);
- o ácido eicosapentaenóico (presente sobretudo no peixe gorduroso).

As pessoas idosas têm geralmente uma carência de ácido araquidônico (modulador do sistema circulatório), pois apresentam uma deficiência de dessaturases (enzimas que permitem obter esse ácido graxo a partir do ácido linoléico).

Frutas e legumes, ou como ter uma boa saúde?

As frutas e os legumes fornecem fibras (pectinas e hemicelulose), não-irritantes, que regulam o trânsito intestinal. Constituem um meio de prevenir a constipação (assim como as bebidas e o exercício físico).

As necessidades nutricionais recomendadas são da ordem de 20 g por dia, a serem distribuídas em cada refeição, isto é, cinco frutas e legumes por dia.

- Vitaminas B

Na pessoa idosa, há carências possíveis de vitamina B6 e B9 (vitaminas fornecidas em parte pelos vegetais) que causam falhas imunológicas e mentais (sobretudo relativas à memória). Os alimentos recomendados são:
— leite, vegetais e carne para a vitamina B6 (piridoxina);
— legumes de folhas verdes, fígado e gema de ovo para a vitamina B9 (ácido fólico).

- Vitamina C

As frutas e os legumes ricos em vitamina C têm um efeito protetor em relação a certos cânceres, sobretudo do estômago, do esôfago e da cavidade bucal (risco duas vezes menor). As frutas e os legumes devem ser crus, pois no cozimento perde-se metade de vitamina C. O consumo diário recomendado é de 110 mg.

Os problemas de mastigação associados a uma insuficiência quantitativa em fibras (celulose crua) dificultam a garantia do consumo de nutrientes aconselhado. Para satisfazê-lo, pode-se usar suco de frutas ou sopas em pacote (que já vêm prontas), cujo teor de vitamina C é garantido: no lanche, no cozido, etc.

- Vitaminas E, A, betacaroteno

Essas vitaminas antioxidantes estão presentes nas frutas e nos legumes.

- Minerais

Normalmente, não há risco de carência desde que o suprimento energético seja superior a 1.500 kcal e não-monótono. Os principais oligoelementos interessantes são o ferro, o zinco (carne, ovos, produtos lácteos, legumes secos), o selênio (peixe, crustáceos, carne, miúdos, produtos lácteos, ovos), o cobre e o cromo.

As NNR de ferro são de 10 mg/dia. Uma carência de ferro agrava os riscos de anemia e de distúrbio enzimático, mas, em princípio, as NNR são atingidas, exceto se o idoso não consome carne.

O zinco participa da manutenção das defesas imunológicas e da síntese protéica.

Água

Geralmente, os idosos consomem pouca água (sensação de sede amena, medo de incontinência, falsas rotas possíveis, etc.). Ficam, portanto, fortemente expostos ao risco de desidratação.

As NNR de água são de 1,5 a 2 L, no mínimo 1,5 L do qual 0,7 L na forma de bebida, de preferência águas ricas em cálcio.

REALIZAÇÃO DA PRÓTESE

A prótese não permite tudo, mas deve dar a possibilidade de uma alimentação normal "como a das outras pessoas"; caso contrário, o medo de se tornar ridículo ou a sensação permanente de estar enfermo traria o risco de isolar o paciente.

Escolha e montagem dos dentes

Independente dos critérios de satisfação mais comumente citados, a prótese deve responder a exigências mastigatórias e alimentares individuais que dependem de:
— parâmetros cinemáticos: inclinação condilar, inclinação dos incisivos e ajuste do plano de oclusão;
— parâmetros de oclusão: profundidade da curva de compensação e altura das cúspides;
— hábitos mastigatórios e tendências alimentares.

A escolha do plano de oclusão leva em conta a posição da língua: esta deve poder desempenhar seu papel mecânico durante a mastigação, isto é, distribuir os alimentos sobre as arcadas no momento da trituração. Para isso, é necessário colocar o plano de oclusão no nível bilateral. A altura das cúspides depende do estado das cristas alveolares: uma forte reabsorção dos rebordos alveolares exige uma menor altura de cúspide para evitar o bloqueio das próteses e seus desvios horizontais.

Nosso objetivo é verticalizar o ciclo mastigatório. Quando de uma observação clínica fina, dando um biscoito seco para o paciente mastigar, por exemplo, e após algumas perguntas a respeito de sua dieta alimentar, podemos então:
— no caso de dietas em que predomine a carne, montar dentes com cúspides de grande inclinação (> 30°), se a forma da mandíbula assim o permitir, adaptados a uma mastigação vertical;
— no caso de dietas ricas em vegetais e em leguminosas, montar dentes muito mais planos, adequados a uma mastigação levemente lateral[72].

Equilíbrio oclusal

A fim de permitir a fragmentação da alimentação, a montagem dos dentes deve ser feita de forma bilateralmente equilibrada, com contatos entre as cúspides de mesmo nome do lado de trabalho e entre as cúspides de nomes opostos do lado de balanceio (Figura 4-18), para possibilitar uma função conveniente e uma mastigação correta[54, 74].

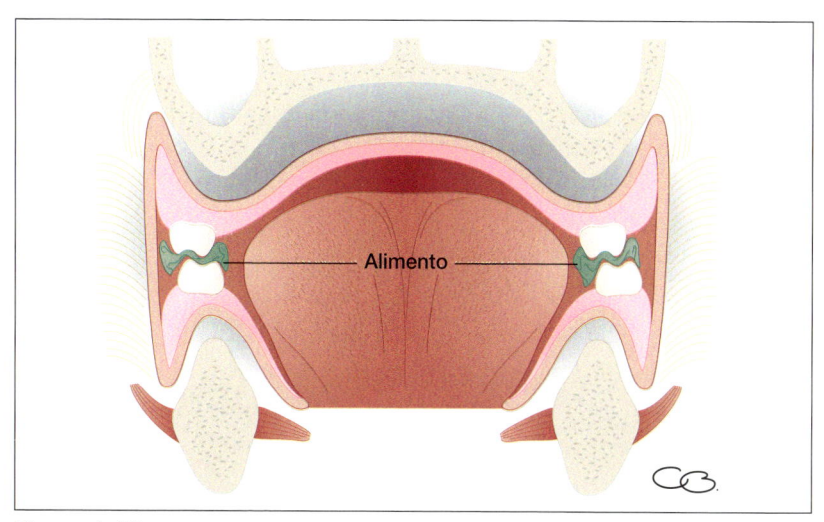

Figura 4-18
Esquema da mastigação e do equilíbrio das próteses.

Importância da escultura das estruturas acrílicas

As superfícies polidas não devem de modo algum impossibilitar o movimento da língua e das bochechas. As vertentes vestibulares são esculpidas para permitir o livre movimento muscular, favorecer a estabilização da prótese e evitar uma estase dos alimentos. Do lado lingual, as superfícies se adaptarão à convexidade da língua.

O palato protético deverá reproduzir a morfologia anatômica subjacente e ter uma espessura de no máximo 2 mm para conservar o espaço de Donders e permitir uma deglutição o mais fisiológica possível, portanto o mais funcional possível. Se a espessura da placa palatina for muito grande, o movimento da língua ficará prejudicado e desestabilizará a prótese[54, 74].

5

Acompanhamento do paciente e uso de prótese

ALIMENTAÇÃO DO PACIENTE MAL-APARELHADO OU NÃO-APARELHADO

Inúmeras obras insistem no fato de que os pacientes muito edêntulos e mal-aparelhados (Figura 5-1) não podem se alimentar senão de forma líquida ou liquidificada (Figura 5-2a). Ora, é impensável hoje aconselhar tal alimentação, que se parece com a do bebê em estado pré-dental, o que representa uma regressão, provocando a inapetência e o desinteresse pela refeição. Além disso, vimos anteriormente a vantagem de se conservar, nesses pacientes que aguardam uma realização protética, uma insalivação e uma mastigação que estão ausentes no caso de uma alimentação líquida ou liquidificada. É preferível aconselhar uma

Figura 5-1
Com tal estado bucal e uma prótese instável, o paciente terá dificuldades de se alimentar corretamente.

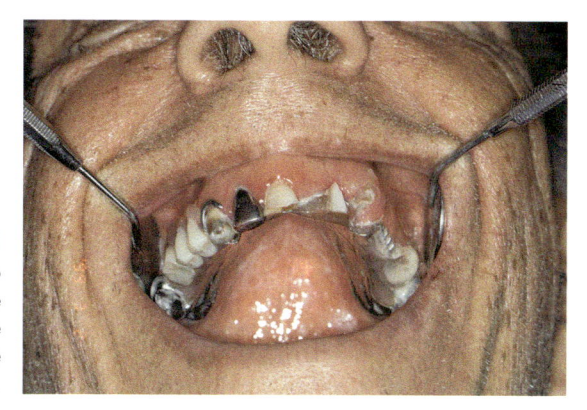

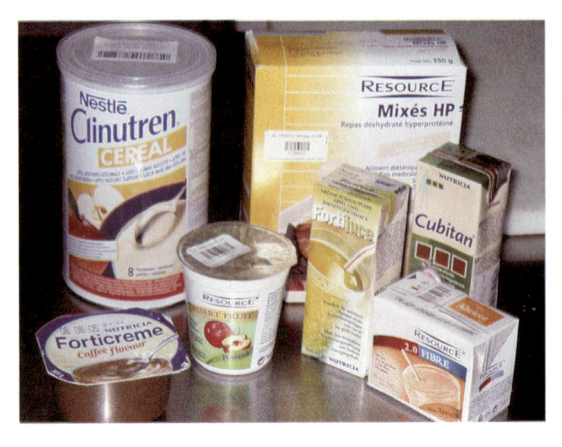

Figura 5-2a
Os complementos e substitutos alimentares não são alimentos muito agradáveis. São freqüentemente pobres em fibras e provocam, com o tempo, a falta de vontade de comer. É preciso utilizá-los, portanto, fora das refeições, em caso de desnutrição grave e como suplemento de uma alimentação normal agradável.

alimentação picada (Figura 5-2b), que recorre a alimentos moles ou tornados moles por preparações especiais, a fim de manter o aspecto de convívio das refeições e o prazer de estar entre as pessoas.

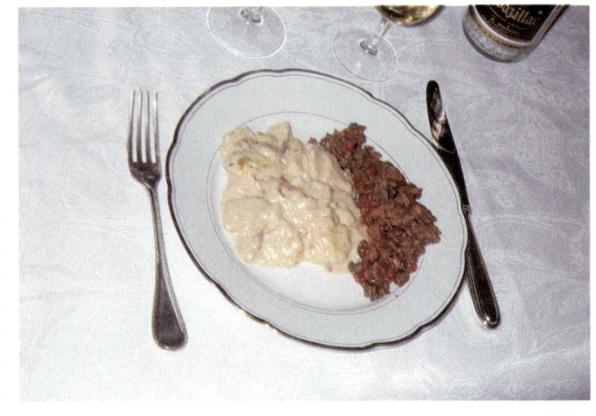

Figura 5-2b
As texturas apropriadas (alimentos picados e moles) permitem manter o convívio e o prazer da refeição.

Os pacientes idosos talvez tenham mais necessidade do que outros de conselhos para lidar com a falta de apetite. Os conselhos de modificação alimentar nunca devem ser dados de maneira autoritária, qualquer que seja a idade do paciente.

Para esse tipo de paciente mal-aparelhado ou não-aparelhado, a textura da alimentação é transitoriamente modificada. Deve-se cuidar para consumir todos os dias uma dieta suficiente à base de produtos lácteos, proteína, glicídeos e frutas e legumes, sem esquecer a água. É preciso, por outro lado, evitar consumir muita sopa, que tira o apetite, assim como bebidas doces, gasosas ou alcoólicas.

Como utilizar esses diferentes grupos de alimentos para melhorar as refeições e evitar as carências e a má nutrição?

Produtos lácteos

Leite

Pode ser usado na forma de bebida aromatizada ou não, de *milk-shake*. O leite em pó pode servir também para enriquecer todas as preparações, com 1 ou 2 colheres de sopa de leite em pó por porção.

O leite é usado também nos gratinados, nos purês, nos molhos brancos e bechamel, nas sobremesas e nos cozidos.

Queijos

O queijo ralado pode ser acrescentado em todos os pratos ou quase todos; ele enriquece a preparação em proteínas e em cálcio. Alguns queijos fundidos ou de consistência mole têm o mesmo efeito. Não se deve ignorar os queijos brancos e os iogurtes naturais ou com frutas que completam o consumo diário de proteína e de cálcio.

Proteínas

São importantes para prevenir a sarcopenia. O consumo de proteínas alimentares deve ser de 1 g/kg/dia no mínimo, sendo a metade na forma de proteínas animais (mais bem digeridas e absorvidas, mais equilibradas em aminoácidos essenciais). Para os pacientes que não consomem esses produtos devido a problemas de edentulismo, é preciso recorrer à complementação dos produtos: por exemplo, produto de cereal + legumes secos ou cereal + ovos.

Carnes e aves

Esses alimentos podem ser fatiados, mas são pouco agradáveis assim, mesmo misturados com caldos ou tomate. Deve-se dar preferência, portanto, às preparações em forma de croquetes, de suflês, de fatias associadas a um legume com condimentos.

Peixes e frutos do mar

Descamados, em forma de filés sem espinhos, os peixes podem ser preparados cozidos ou como os frutos do mar, com um molho branco ou bechamel. Eles devem ser preparados em flã, gratinados ou com legumes, conforme a consistência desejada.

Ovos

Devem ser consumidos naturalmente ou misturados a preparações para enriquecê-las. Os ovos podem ser mexidos, *poché*, um pouco mais cozidos, a *basquaise**, etc. Acrescentados a legumes em flã, a um purê ou em sobremesas, eles permitem variar os prazeres, participando assim do consumo alimentar de proteínas.

Glicídeos

Legumes secos

Lentilhas, feijões, ervilhas podem ser misturados a outros legumes, tais como batatas e cenouras. Esses alimentos suportam bem todas as modificações de textura: cozidos, como purê.

Cereais

Massas finas, sêmola, tapioca, sagu são freqüentemente usados nos cozidos e nas sobremesas. Farinha e féculas servem de base a molhos ou a sobremesas.

Batatas

São usadas de múltiplas formas, como complemento, como alimento de base, como purê, nos cozidos, etc. As batatas permitem dar liga, engrossar, dar consistência, etc.

Frutas e legumes

São ricos em fibras e em vitaminas, de modo que é importante não eliminá-los da alimentação.

---

* N. de T. Com tomate, cebola e pimentão.

Legumes verdes

Eles podem ser misturados, cortados ou liquidificados, especialmente com batatas, e alguns podem ser consumidos na forma de flã ou de creme. Os legumes congelados podem ser bastante úteis, ajudando tanto no preparo de sopas quanto de purês variados.

Frutas

Podem ser liquidificadas, cruas com leite, com iogurte, com sorvete. As maçãs, os pêssegos, as pêras cozidas em microondas em um tempo bem curto podem ser consumidas misturadas com iogurte, calda, na forma de musse, de *sorbet**, de suco de frutas.

A dieta energética das pessoas sedentárias oscila entre 1.800 e 2.000 kcal. Considerando a distribuição desejável de proteínas, lipídeos, cálcio, etc., isso corresponde por dia a 500 mL de leite ou equivalente + 50 g de queijo + 200 g de carne + ½ pão francês + 200 g de massa ou equivalente + 400 g de legumes + 2 frutas + 20 g de manteiga ou margarina + 2 colheres de azeite + 45 g de produtos doces.

Uma pequena ficha será entregue ao paciente no primeiro dia, durante a consulta, na qual serão explicados e anotados alguns conselhos, desjejuns, cardápios de texturas moles e conselhos de higiene. Essa ficha poderá responder às perguntas que o paciente vai se fazer ao longo da realização da prótese.

ADAPTAÇÃO A UMA NOVA PRÓTESE

A inserção de uma prótese (**Figura 5-3**), tenha o paciente já usado uma ou não, é sempre um choque. O paciente deve aprender a viver com essa nova ferramenta. Vimos que um paciente já aparelhado vai precisar de 18 meses de adaptação antes que a nova prótese seja tão eficaz quanto a anterior, o que explica os grandes esforços que ele deverá fazer para integrá-la. Essa adaptação será feita com maior ou menor facilidade em função de sua idade, de sua capacidade de cooperação, de sua vontade de viver e de se adaptar.

---

* N. de T. Sorvete sem leite feito apenas de fruta e água.

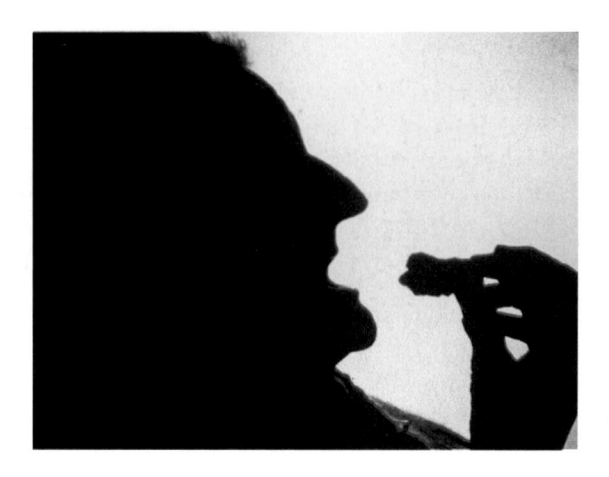

Figura 5-3
A inserção da prótese deve ser feita com acompanhamento do paciente em várias sessões, a fim de tranqüilizá-lo e evitar o estresse pelo uso do novo aparelho.

A adaptação às novas estruturas artificiais e à mastigação dos alimentos se revela difícil nas primeiras semanas após a inserção. O paciente deve conhecer os limites do funcionamento de sua prótese. A natureza física da alimentação dependerá de sua capacidade mastigatória e evoluirá com o tempo.

A apreensão, que não pode mais ser feita com os dentes incisivos, deve ser reaprendida com os caninos e os pré-molares. Morder maçãs e sanduíches é impensável. Os pacientes devem aprender a cortar o que normalmente se quebra com dentes naturais antes de colocá-lo na boca.

A trituração dos alimentos evolui muito progressivamente para a verticalização de um ciclo mastigatório mal-ajustado no início. Os conselhos alimentares dados pelo odontologista devem ser os mesmos dados ao edêntulo sem prótese ou mal-aparelhado.

A alimentação deve ser de textura mole: os alimentos têm de ser mastigados facilmente e preparados de maneira especial. Deve-se comer de tudo em quantidade suficiente, distribuída em três refeições. O paciente deverá perder seus hábitos de bulimia, de transtorno alimentar, de engolir sem mastigar, etc. Terá de, progressivamente, recuperar suas funções de mastigação e, para ajudá-lo nessa tarefa, será preciso satisfazer suas sensações gustativas e facilitar o reconhecimento dos alimentos. Para ter um sentido, os alimentos devem ser reconhecidos como bons ou ruins e serem personalizados.

É aqui que a tomada de consciência do lugar da boca e da alimentação no afeto vai ocorrer com uma acuidade toda particular. O papel do odontologista vai ser de ajudar o paciente a amenizar suas angústias. A língua, as bochechas e a boca toda devem se acostumar com o corpo estranho que é a prótese. Progressivamente, a musculatura vai encontrar sua posição e sua função.

Quando a prótese é colocada, os pacientes novamente aparelhados devem se dar conta de que não poderão comer imediatamente como com os dentes naturais.

REEDUCAÇÃO MASTIGATÓRIA

Para o novo usuário de prótese total, assim como para o antigo, não há possibilidade de uma alimentação "normal" logo no início. O papel do odontologista é de alertá-lo sobre isso, dando-lhe alguns conselhos práticos, pois, de outro modo, o risco de decepção imediata pode provocar a resistência à prótese.

Para evitar esses desapontamentos, alguns profissionais dizem em um primeiro momento, quando da inserção da prótese, que ela não permitirá a mastigação dos alimentos. Uma reeducação mastigatória nos parece preferível.

A aprendizagem da introdução de partículas alimentares cada vez maiores e mais duras é, portanto, necessária e vai facilitar a integração da prótese e a compreensão, por parte do paciente, de que o uso de uma prótese exige tempo e esforço.

Freqüentemente, tomamos o exemplo da aplicação de uma prótese de quadril. A ninguém ocorrerá a idéia de participar de uma maratona um mês após a operação e, no entanto, é o que nos perguntam muitas vezes os pacientes: se podem mastigar com sua prótese como anteriormente, com "dentes de verdade", somente algumas horas depois de sua colocação. A estereognose primária deve ser recriada. A língua, as bochechas, a boca inteira devem se acostumar com o corpo estranho da prótese. Os órgãos periféricos devem retomar seu lugar e suas funções de modo progressivo.

A reeducação se dá em três fases concomitantes ao equilíbrio protético. O paciente, quando vir a uma consulta, será ouvido, suas queixas serão consideradas e resolvidas, o equilíbrio será feito conforme o ritmo habitual: 3 dias após a inserção da prótese, ajuste oclusal, 8 dias depois, ajuste em propulsão, e 15 dias depois, ajuste em lateralidade direita e esquerda.

Quando a prótese for inserida, os pacientes devem compreender que não poderão se alimentar imediatamente da mesma forma que com os dentes naturais.

Uma progressão quanto à textura dos alimentos é recomendada: uma textura mole na primeira semana, depois uma textura macia e, finalmente, uma textura normal, estabelecida ao final de um período em função da habilidade do paciente.

Dessa forma, em cada consulta, após a regulagem da oclusão, o paciente fará um teste com uma certa quantidade de alimentos. Ao final, a lista das combinações correspondente à textura que ele acaba de testar lhe será fornecida. Durante a semana, os pedaços de comida vão ficando cada vez maiores. O paciente deve aprender ao mesmo tempo a mastigar os alimentos de forma bilateral (Figura 5-4).

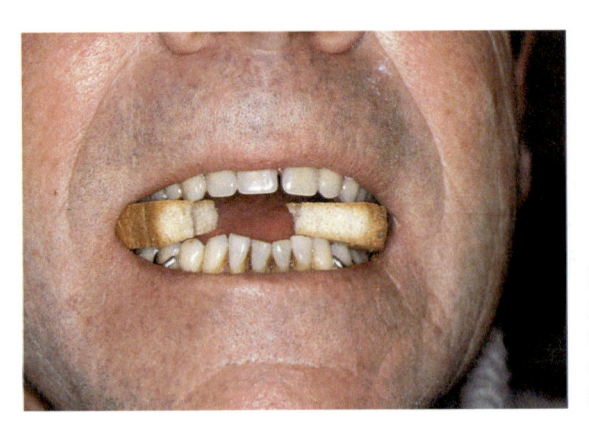

Figura 5-4
Mastigação bilateral: a aprendizagem será feita com torradas ou queijo *gruyère*.

A fase I será realizada no dia da inserção da prótese. Essa sessão vai permitir abordar a mastigação bilateral e apreender texturas que qualificamos como moles (Figura 5-5).

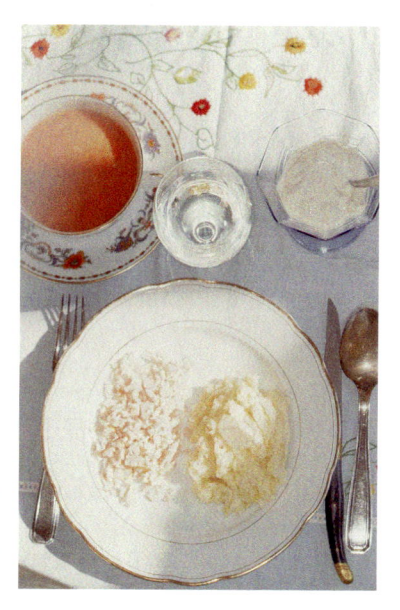

Figura 5-5
Alimentação de textura mole para a primeira semana.

Fase I, no dia da colocação da prótese (textura mole):
— sopa liquidificada;
— presunto york em tiras bem finas;
— purê de legumes ou massas;
— queijo branco ou iogurte;
— compota de frutas;
— pão de forma.

Na fase I, uma consulta intermediária é marcada dentro de três dias. A mastigação bilateral é explicada novamente, mostrada com um espelho e um pedaço de queijo *gruyère* ou de presunto, pois o paciente, freqüentemente constrangido, tem dificuldade de assimilar esse processo.

A fase II permite voltar às dificuldades da mastigação bilateral e fazer com que o paciente experimente a textura macia. Oito dias são previstos até que o paciente tenha tido tempo de assimilar os princípios ensinados (Figura 5-6).

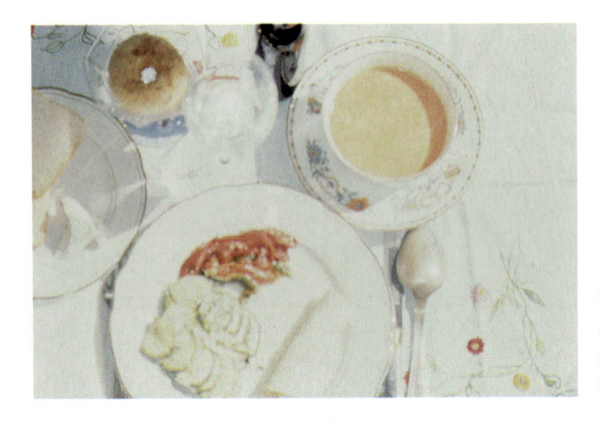

Figura 5-6
Alimentação de textura macia na segunda semana.

Fase II, 8 dias após a inserção da prótese (textura macia):
— sopa com pedaços;
— carne branca cortada em pequenos pedaços ou cubos de presunto;
— legumes cozidos;
— queijos de consistência mole;
— frutas cozidas inteiras ou em cubos;
— torradas.

Na fase III, o paciente deve ter adquirido uma certa habilidade mastigatória. Essa fase pode ser adiada em função de seus hábitos e dos problemas de integração que podem ocorrer (Figura 5-7).

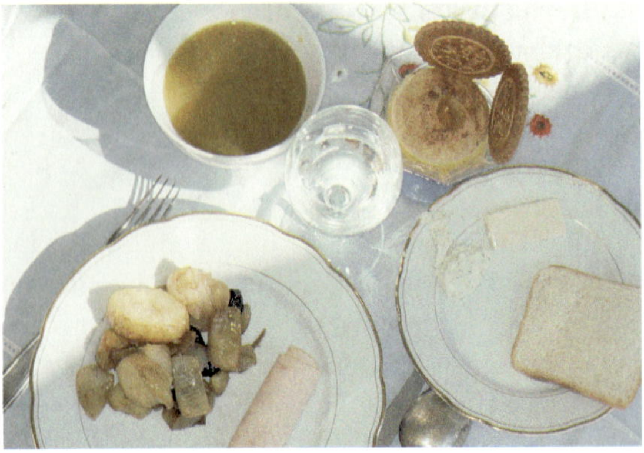

Figura 5-7
Alimentação normal quando o paciente começa a integrar sua prótese (a partir da terceira ou quarta semana).

Fase III, entre 15 e 30 dias após a colocação da prótese (textura dura):
— carne vermelha;
— legumes crus raspados ou em tiras finas;
— legumes cozidos;
— queijos de consistência dura (*comte, édam, etc.*);
— frutas cruas em pedaços, damasco seco, ameixa seca;
— pão francês.

Serão dadas ao paciente idéias de cardápios que, permanecendo equilibrados para evitar as carências, lhe permitirão aumentar progressivamente as texturas e o tamanho dos pedaços ingeridos.

Uma pequena ficha será fornecida ao paciente no primeiro dia, quando da inserção da prótese, na qual serão explicados e anotados alguns conselhos. A ficha permite abordar o problema e responder às questões que o paciente vai se fazer ao longo da integração da prótese. Cafés-da-manhã e cardápios de textura mole, macia ou normal para uma semana constarão nessa ficha e podem ser modificados em função do estado geral do paciente (cardápios pobres em colesterol, em açúcar, etc.).

Qualquer que seja o estado do paciente, duas normas, no entanto, devem ser respeitadas:
— realizar refeições equilibradas e variadas (Tabela 5-1). Cada refeição deve comportar, no mínimo, um alimento cru, seja fruta ou legume, uma fécula ou um legume cozido alternadamente, uma fruta cozida, uma carne, um produto lácteo;
— deixar de liquidificar a comida, optando por cortá-la em pedaços assim que possível (Figura 5-8).

Tabela 5-1 Exemplo de distribuição no dia (para 2.000 kcal) (as recomendações nutricionais estabelecidas são tiradas das NNR de 2001)			
Café-da-manhã	Almoço	Lanche	Jantar
– 1 xícara de café com leite – 2 torrões* de açúcar – pão (60 g) – manteiga (10 g) – geléia (1 colher de sopa) ou cereais misturados com leite e açúcar ou mel – compota de frutas – suco de frutas	– alimentos crus (100 g) – azeite – vinagre – 1 porção de carne ou peixe ou 2 ovos – 100 g de fécula (arroz, batata, legumes secos, massas) – margarina (5 g) – 1 iogurte natural + açúcar (2 colheres de café) – 1 fruta fresca ou 1 suco de fruta – pão (30 g) – água	– 1 bebida a escolher (chá, tisana, suco de fruta, água) – doce à base de leite (tipo sêmola de leite: 150 mL de leite + 15 g de cereais + 15 g de açúcar) ou *milk-shake* de frutas ou *lait de poule***	– 1 porção de cozido (legumes + massa ou batata) – nata (1 colher de café) – 1 porção de carne – 100 g de legumes verdes – queijo ralado (1 punhado) ou 1 pedaço de queijo de consistência dura – 1 fruta fresca – pão (30 g) – água

* N. de T. Um torrão de açúcar equivale a 5 g de açúcar.
** N. de T. Bebida preparada com leite, ovos e plátano.

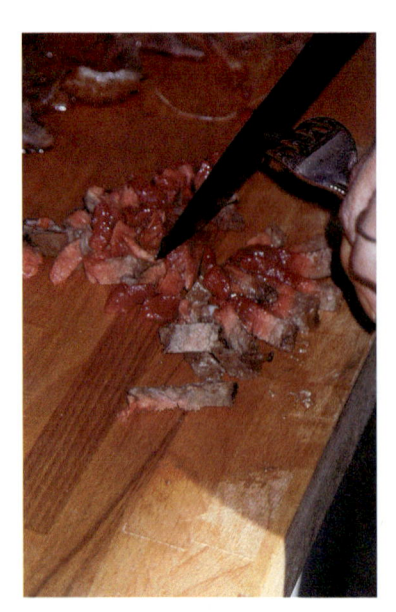

Figura 5-8
A carne cortada com faca não perderá seu sabor e permanecerá agradável de se comer.

CONSELHOS DE HIGIENE BUCODENTAL

No dia da inserção da prótese, conselhos de higiene bucodental devem ser dados. É muito importante não omiti-los. Eles serão dados enquanto o paciente aperta dois rolos de algodão para permitir colocar as bases no lugar (Figura 5-9).

Alguns pacientes não sabem que a prótese deve ser retirada após cada refeição para ser lavada, outros ignoram até que uma prótese removível pode ser retirada. Mesmo quando o paciente já usa uma prótese há bastante tempo, informações suplementares não devem ser negligenciadas.

Figura 5-9
Durante a inserção das próteses, o paciente vai apertar dois rolos de algodão por 10 minutos, e conselhos nutricionais e de higiene bucodental lhe serão dados.

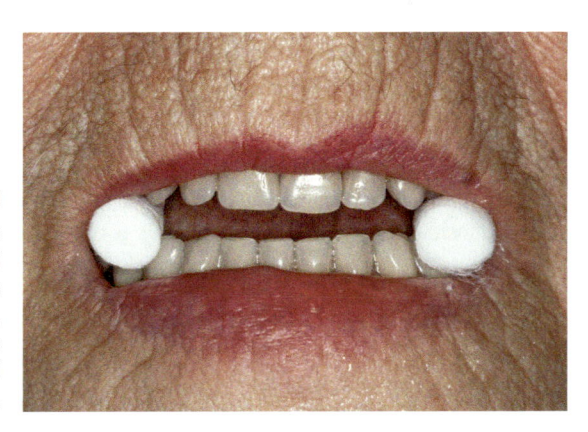

Aprendizagem da colocação e da retirada da prótese

Diante de um espelho, o profissional mostra como colocar e retirar a prótese. O paciente é então convidado a fazer o mesmo, até que tenha compreendido perfeitamente (Figura 5-10).

Deve-se usar a prótese à noite?

O uso contínuo da prótese não é recomendado por alguns autores[16]. Ele provocaria:
— uma obstrução permanente dos orifícios excretores das glândulas palatinas;
— um aumento da desqueratinização;

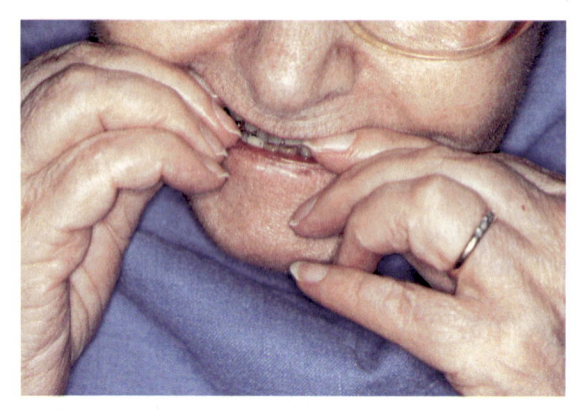

Figura 5-10
O profissional deve explicar ao paciente como ele deve colocar e retirar sua prótese. Ele deve fazê-lo para evitar qualquer mal-entendido, pois com freqüência o paciente acha que a prótese não pode ser retirada.

— uma hiperplasia palatina em 20% dos casos;
— um aumento do número de estomatites protéticas (74% dos pacientes com estomatite usam suas próteses permanentemente).

Nenhuma perda de retenção é observada com o uso contínuo da prótese e, psicologicamente, quando a pessoa não vive sozinha, é sempre delicado lhe pedir que tire sua prótese à noite. Assim, esses conselhos só serão impostos no caso de candidíases bucais graves.

É preciso que tais conselhos sejam dados para que o próprio paciente possa avaliar e decidir, sendo difícil lidar com essa situação de edentulismo na vida íntima.

Quando a prótese não é usada à noite, deverá ser colocada em local seco e não em um copo d'água, o que favorece a proliferação bacteriana em seu interior (Figura 5-11a e b).

Manutenção das mucosas e dos demais dentes

Essa higiene é mais freqüentemente negligenciada. Os dentes restantes e as mucosas (Figuras 5-12 e 5-13) devem ser escovados com uma escova de dentes macia e de cabeça pequena (para chegar nas zonas de difícil acesso) três vezes por dia. Essa escovação permite eliminar as bactérias e a *Candida albicans*, que se infiltram nos espaços intercelulares mais superficiais do epitélio, e permite a queratinização da mucosa, que pode, assim, suportar as pressões provocadas pela mastigação. A mucosa é igualmente sede de uma infiltração inflamatória, mesmo na

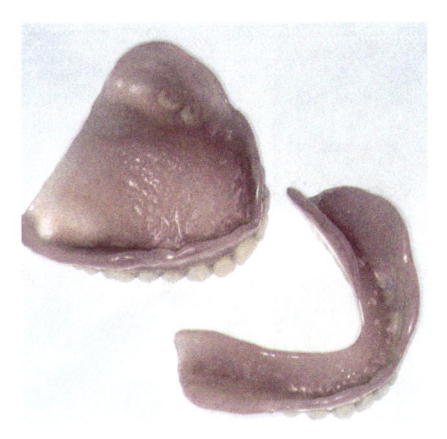

Figura 5-11a
Se o paciente retira sua prótese à noite, ele deve deixá-la em lugar seco, no balcão da pia do banheiro, e mergulhá-la na água morna durante sua higiene.

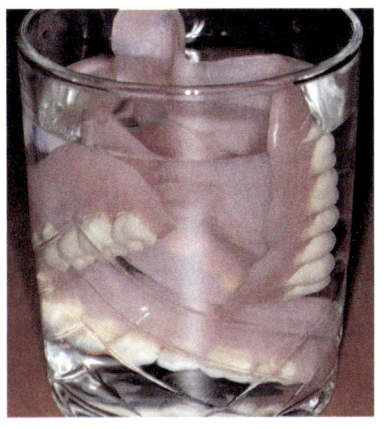

Figura 5-11b
De maneira alguma as próteses devem ficar mergulhadas durante a noite inteira na água, o que provocaria a proliferação das bactérias.

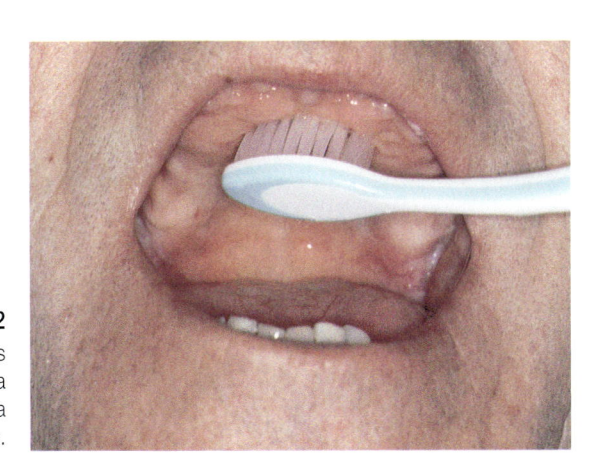

Figura 5-12
A escovação das mucosas deve ser feita com uma escova macia e delicadamente.

ausência de sinais clínicos objetivos. No início, a escovação da mucosa é desagradável, mas o paciente vai progressivamente se acostumando a ela. A escovação da língua também é importante para diminuir o número de bactérias e de *Candida albicans*.

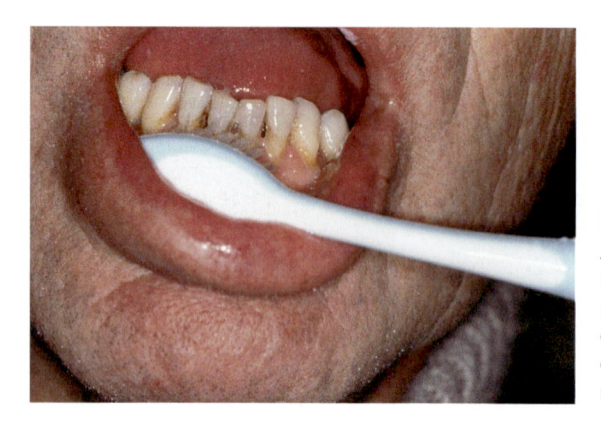

Figura 5-13
A escovação dos dentes restantes é primordial para permitir a conservação da prótese e da capacidade mastigatória.

Protocolo de limpeza
Os dentes restantes e as mucosas devem ser escovados com uma escova de cerdas macias (cirúrgica no início, depois macia) e um creme dental com flúor após cada refeição. Uma vez por semana, é aconselhado um bochecho.

A escova de dentes deve ser lavada após cada utilização, disposta em um copo com a cabeça para cima, a fim de evitar contaminação com bactérias. Deve ser trocada a cada dois meses (Figura 5-14a e b).

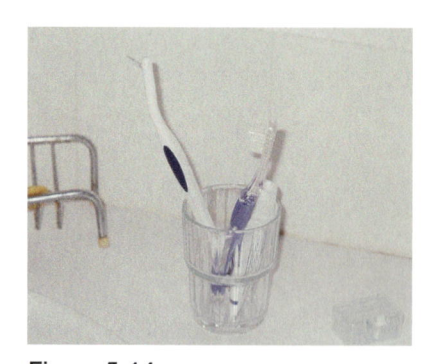

Figura 5-14a
A escova de dentes é conservada seca, com a cabeça para cima.

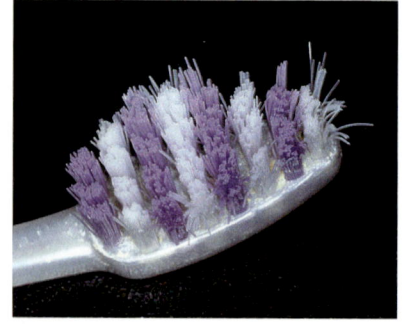

Figura 5-14b
Uma escova de dentes neste estado deve ser trocada, pois de outro modo machucará a gengiva.

Uma higiene das mucosas associada à da prótese garante uma prevenção eficaz contra a estomatite protética.

Duas vezes por ano, uma visita ao cirurgião-dentista deve ser feita para verificar o estado bucal, o estado de adaptação das próteses e a oclusão, além da retirada do tártaro.

HIGIENE BUCODENTAL DO PACIENTE DEPENDENTE

Ocupar-se e cuidar da boca é indispensável e deve ser feito por outras pessoas. Essa tarefa deve ser realizada com muita delicadeza, pois invade um espaço íntimo do indivíduo.

Uma boca sadia influencia na deglutição, na respiração, no conforto, na comunicação, enfim, na relação com os outros.

Podem-se definir três grupos de pacientes segundo as aptidões e as possibilidades de cooperação:
— capaz de se ocupar de sua higiene bucodental;
— capaz de garantir uma higiene reduzida;
— incapaz de se preocupar com sua higiene bucodental.

Paciente capaz de garantir sua higiene bucodental

É preciso lembrar o paciente da necessidade de cuidado e preparar o material para ele. Uma ajuda limitada às vezes é necessária quando a pessoa tem problemas de visão: controlar, complementar se necessário. Pode-se colocar à disposição espelhos com lente de aumento, indicar o uso de óculos durante a limpeza da boca, dos dentes e das próteses, modificar os cabos das escovas de dentes para permitir uma melhor apreensão. A escova de dentes elétrica possui sempre um cabo volumoso, fácil de agarrar.

Duas vezes por ano, deve-se consultar um especialista para a retirada de tártaro e para uma revisão aprofundada das próteses dentárias.

Paciente com capacidade reduzida de higiene bucodental

Uma ajuda ativa será recomendada (Figuras 5-15 e 5-16), estimulando o paciente a fazer a limpeza sozinho, cada vez que isso for pos-

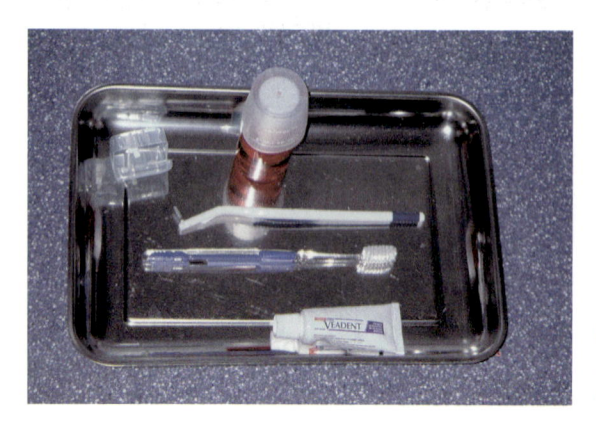

Figura 5-15
Bandeja do material bucodental comum.

Figura 5-16
No caso de um paciente com capacidade reduzida, é freqüentemente necessário completar a escovação.

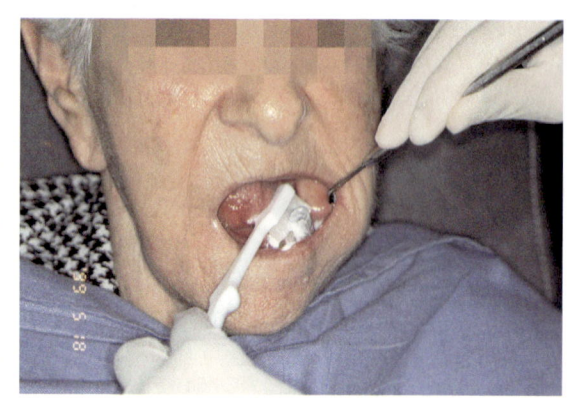

sível. Em muitos casos, a limpeza das próteses deverá ser feita ou refeita pelas pessoas responsáveis.

No nível dos dentes, meios complementares podem ser usados, como o fio dental ou as escovas interdentárias, quando os espaços entre os dentes são muito grandes (Figura 5-17). Se o indivíduo não é cooperativo, a escova de dentes é mergulhada em bochecho e os cuidados são realizados com delicadeza e firmeza (Figuras 5-18 e 5-19).

Quatro vezes por ano, deve-se consultar um especialista para realizar a retirada de tártaro e uma inspeção profunda das próteses dentárias.

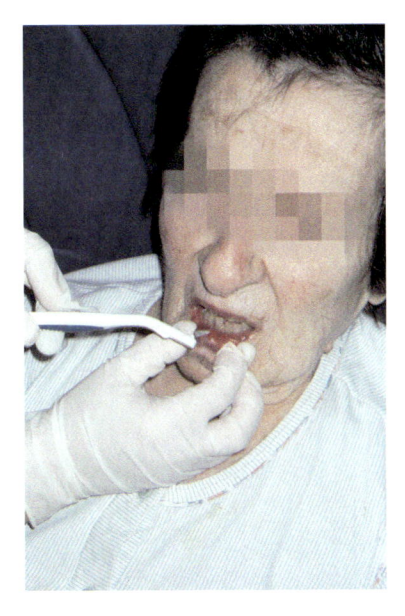

Figura 5-17
O uso de escovas interdentárias deve ser complementar à escovação.

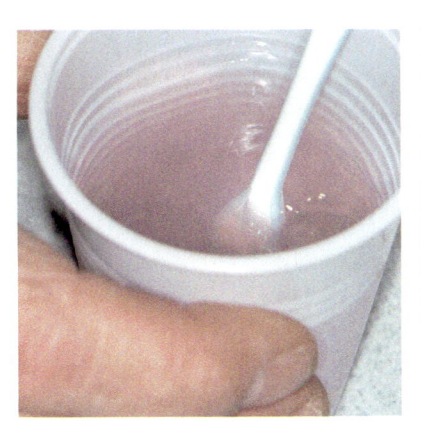

Figura 5-18
Quando o paciente não é cooperativo e/ou incapaz de cuspir, a escova de dentes será mergulhada no bochecho.

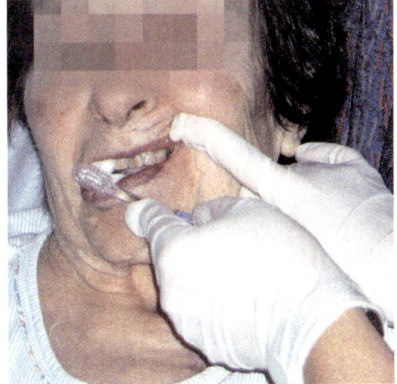

Figura 5-19
A escovação é feita da gengiva para os dentes.

Paciente incapaz de garantir sua higiene bucodental

Os cuidados são adaptados à patologia e ao estado de consciência do paciente.

Pessoa consciente e cooperativa

Limpeza dos dentes e das mucosas com uma escova de dentes macia realizada por uma outra pessoa:
— usar uma escova de dentes macia;
— sentar na cabeceira da cama;
— passar o braço esquerdo em torno dos ombros do paciente para lhe segurar a cabeça e segurar o recipiente sob o queixo;
— mergulhar a escova de dentes na solução diluída. O creme dental será usado somente se o paciente é capaz de cuspir em seguida;
— escovar os dentes e as gengivas com delicadeza, do rosa (gengivas) para o branco (dentes), quatro vezes por setor; a escovação é feita setor por setor durante dois minutos ao todo. Se o paciente for edêntulo, não deixar de escovar as gengivas;
— limpar a língua;
— enxaguar a boca se o paciente puder cuspir.

Essa limpeza deve ser feita duas vezes ao dia: de manhã e à noite (Figura 5-20). O uso de solução bucal só pode ser feito temporariamente. As próteses dentárias devem ser lavadas após cada refeição e mantidas em local seco.

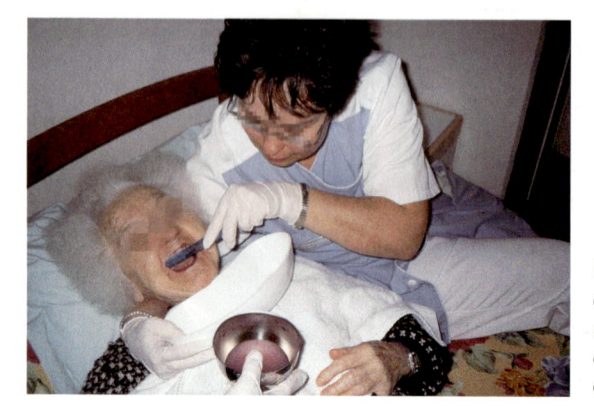

Figura 5-20
Quando o paciente não é autônomo nem capaz de garantir seus cuidados bucodentais.

Quatro vezes por ano, é preciso consultar o cirurgião-dentista para fazer a retirada de tártaro e uma limpeza profunda das próteses dentárias.

Pessoa mais ou menos consciente e/ou cooperativa

Deve-se:
— limpar a cavidade bucal com uma compressa embebida em solução bucal (clorexidina a 2%) enrolada em uma pinça; essa limpeza é feita com delicadeza (Figura 5-21);

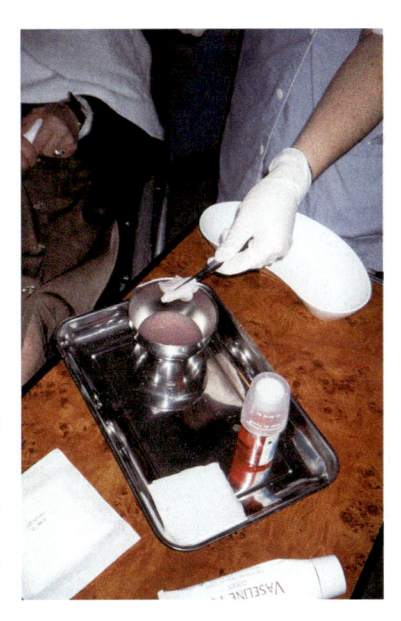

Figura 5-21
Conjunto de instrumentos para paciente não-autônomo, não-cooperativo: solução bucal, vaselina e compressa.

— umedecer as mucosas com água e uma compressa (Figuras 5-22 e 5-23) e proteger os lábios contra o ressecamento com vaselina, sobretudo no caso dos pacientes que respiram pela boca.

As próteses dentárias devem ser lavadas após cada refeição e conservadas em lugar seco.

A cada dois meses, as próteses devem ser limpas pelo cirurgião-dentista.

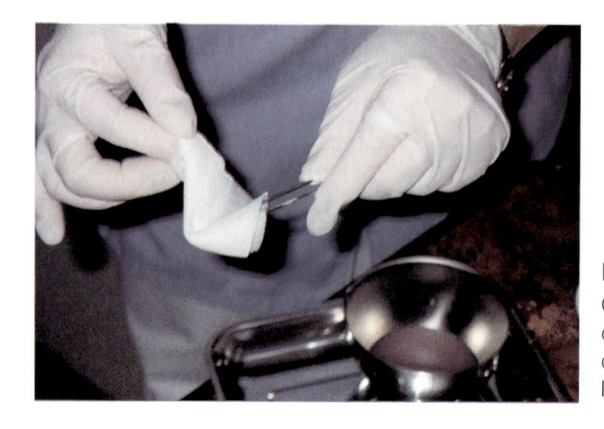

Figura 5-22
Como arrumar a compressa em torno da pinça para fazer a limpeza bucodental.

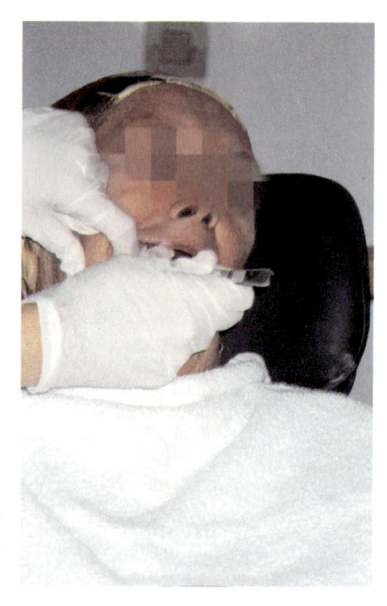

Figura 5-23
Limpeza da cavidade bucal.

PROBLEMAS ASSOCIADOS

Hipossialia

Como essas manifestações são freqüentemente causadas por associações medicamentosas[14, 26], uma estreita colaboração entre o médico, o dentista e as pessoas responsáveis pelos cuidados do paciente deve ser estabelecida.

Os medicamentos que acarretam hipossialias são os anticolinérgicos, os anti-hipertensivos, os antidepressivos. A idade, bem como a ausência de dentes e de mastigação, favorece a diminuição de saliva por regressão das glândulas salivares.

O tratamento é feito com soluções bucais de clorexidina a 0,12% e uso da gama de produtos BioXtra® condicionados por Pharmadent.

Tratamento
Beber 1,5 L de água não-gasosa por dia, pulverizar a cavidade bucal com água, estimular as glândulas salivares mastigando, chupando pastilhas SST (Figura 5-24), usar a saliva artificial durante a noite (Artisial®)*, proteger os lábios com vaselina.

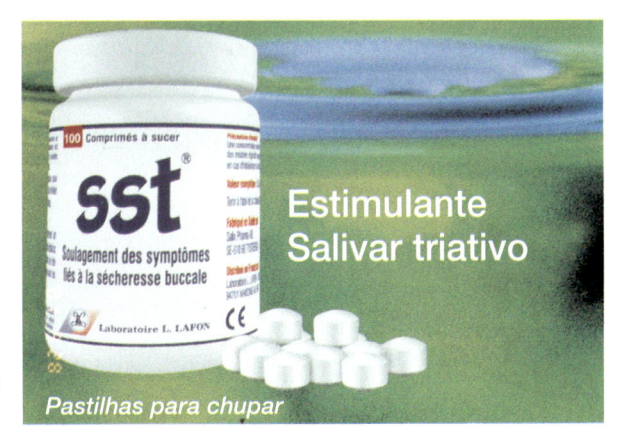

Figura 5-24
Estimulante salivar.

---

* N. de T. No Brasil, encontram-se Salivan® ou saliva artificial manipulada em forma de gel.

Micoses bucais

São geralmente medicamentosas, mas podem ser decorrentes de uma prótese antiga malcuidada. O paciente tem uma sensação de queimação, gosto metálico, recusa-se a comer, e a prótese pode tornar-se insuportável. Na observação clínica, constatam-se zonas eritematosas.

Tratamentos
Eles podem ser locais, na forma de soluções bucais (Fungizone®, Triflucan®) – que poderão ser engolidos se o paciente for capaz de fazê-lo e se a contaminação se prolongar para o tubo digestivo – ou de gel (Daktarin®), ou ainda gerais (Triflucan® em comprimidos).

Ulcerações

Se as causas são protéticas, o cirurgião-dentista as resolverá, mas elas podem ser devidas a aftas, à radioterapia, a uma má higiene bucal, etc.

Tratamento
Uma colher de sopa de bicarbonato a 1,4% em um copo d'água morna deve ser usada em bochecho ou para limpar a cavidade bucal com uma compressa. Pansoral® gel ou Flogencyl® podem ser empregados, assim como um anestésico em pomada, se as dores forem fortes.

MANUTENÇÃO DAS PRÓTESES

Uma prótese é colonizada progressivamente pelas bactérias que se multiplicam de modo ativo. O uso prolongado de uma prótese traz conseqüências: há quatro ou cinco vezes mais germes aeróbios, de duas a quatro vezes mais germes gram-negativos e 200 vezes mais *Candida albicans* em uma prótese que tem cinco anos do que em uma prótese de um ano. Isso explica a necessidade de uma higiene rigorosa após cada refeição.

A ação mecânica da escovação é primordial, com uma escova de cabeça inclinada, própria para isso, ou com uma escova especial para prótese (Figura 5-25): trata-se de escovas especiais que não podem ser usadas na boca, pois a dureza de suas cerdas provocaria lesões. Essa lavagem é feita com sabão de glicerina, com água corrente, em uma pia cheia d'água para evitar qualquer dano à prótese se ela escapar da mão

Edentulismo, Uso de Próteses Totais e Removíveis e Nutrição **147**

durante a limpeza. O especialista mostra ao paciente como fazê-lo a fim de que ele compreenda bem e entenda a importância desse gesto, que deve ser repetido regularmente (Figuras 5-26 e 5-27).

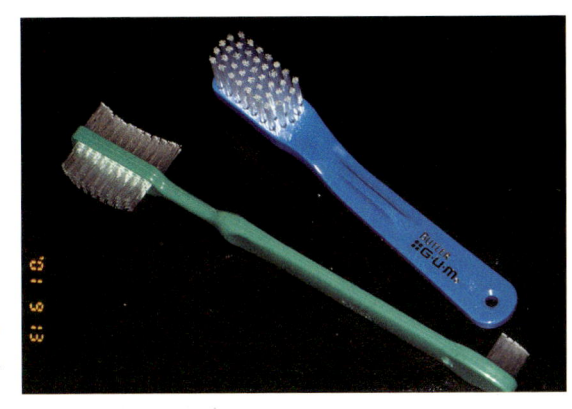

Figura 5-25
Escovas para próteses.

Protocolo de limpeza
Lavar a prótese com água corrente e sabão de glicerina, usando uma escova específica, em uma pia cheia d'água; depois, enxaguar abundantemente, sempre esfregando a prótese.

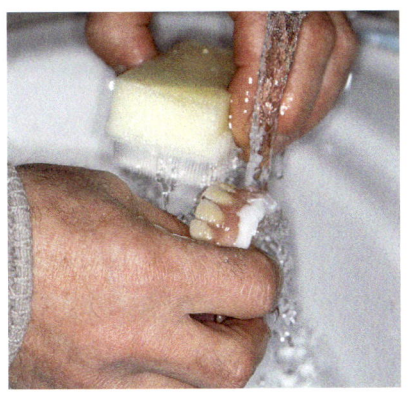

Figura 5-26
Escovação das próteses com água corrente.

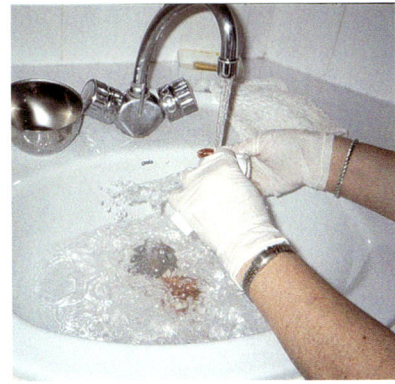

Figura 5-27
Demonstração da escovação das próteses pelo enfermeiro ou pelo dentista.

Os produtos de limpeza comercializados são complementares e não podem, em caso algum, substituir a escovação. Se o paciente os utiliza, o protocolo é o seguinte: ele lavará a prótese com sabão de glicerina, depois a enxaguará, a colocará em um copo d'água com o produto por, no máximo, 10 minutos e enxaguará a prótese de novo abundantemente com água corrente, para evitar qualquer risco de alergia (Figura 5-28).

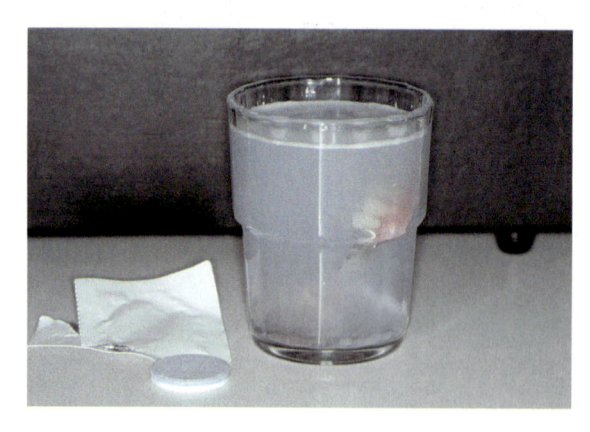

Figura 5-28
Em nenhum caso as pastilhas efervescentes constituem um meio de limpeza. Somente a escova e o sabão de glicerina são eficazes.

No caso de o paciente insistir em usar soluções complementares, aconselha-se a utilização de solução de clorexidina a 0,02% durante uma hora ou a 0,03% durante meia hora (Figura 5-29) ou Lactacyd® a 16%. Esse procedimento pode ser feito uma ou duas vezes por semana e

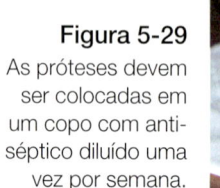

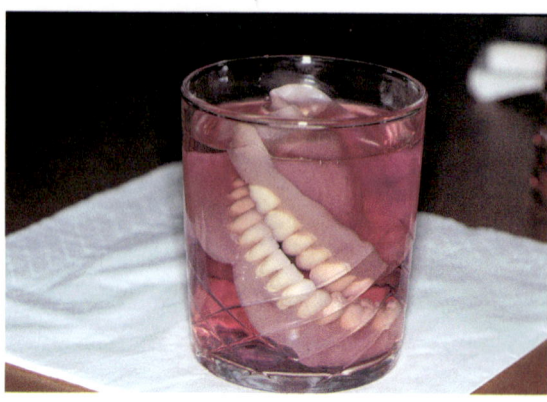

Figura 5-29
As próteses devem ser colocadas em um copo com anti-séptico diluído uma vez por semana.

será seguido de um abundante enxágüe com água cristalina para eliminar qualquer resíduo de anti-séptico que possa entrar nas porosidades da resina. A coloração das próteses só é alterada em soluções com 2% de clorexidina.

É preciso informar o paciente de que ele deve tomar cuidado para não quebrar as próteses, pois o conserto, mesmo que possível, nunca é satisfatório. As próteses devem sempre ser consertadas pelo cirurgião-dentista, nunca pelo próprio paciente ou por algum familiar.

Para os pacientes obcecados por limpeza, é preciso dizer que o uso regular de água de Javel não é recomendado (**Figura 5-30**) e que o abuso de bochechos é freqüentemente mais irritativo do que benéfico.

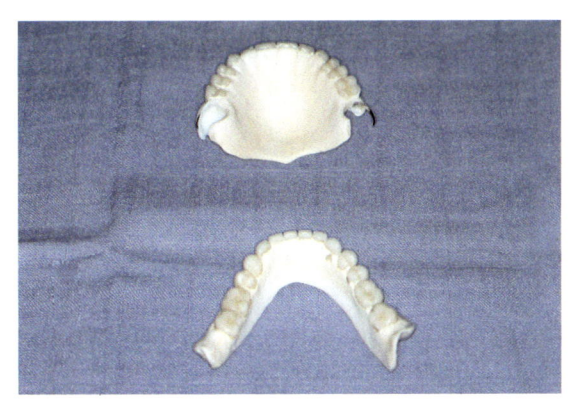

Figura 5-30
A água de Javel não é um material apropriado para a limpeza das próteses.

6

Receitas para as diferentes etapas protéticas

Este capítulo foi realizado com a colaboração de A. Molinier, do Serviço de Nutrição do Hospital Saint-André, dirigido por R. P. Lacomere.

EXEMPLOS DE CAFÉS-DA-MANHÃ PARA UMA SEMANA

Estes cafés-da-manhã são adaptáveis em termos de textura em função do estado do paciente: textura mole para o paciente edêntulo ou aparelhado recentemente, textura dura para o paciente já acostumado com sua prótese (Tabela 6-1).

Tabela 6-1	Cafés-da-manhã para uma semana
Segunda-feira	1 xícara de leite 1 ovo *poché* 3 fatias de pão 1 maçã raspada
Terça-feira	chá ou café (com 1 colher de açúcar, 5 g) 1 iogurte natural 1 tigela de cereais com leite 1 fatia de pão
Quarta-feira	chá ou café (com 1 colher de açúcar, 5 g) 1 tigela de cereais enriquecido com uvas-passas e leite 1 porção de queijo 1 compota*
Quinta-feira	1 prato de sêmola de trigo ao leite 1 ovo 1 suco de laranja 2 fatias de pão
Sexta-feira	1 copo de leite 1 tigela de cereais com 1 banana amassada 2 fatias de pão 1 fatia de queijo Compota de pêssegos
Sábado	chá ou café (com 1 colher de açúcar, 5 g) 1 tigela de cereais com 1 banana amassada e leite 1 copo de suco de laranja 3 fatias de pão
Domingo	chá ou café (com 1 colher de açúcar, 5 g) 1 iogurte com frutas 2 fatias de pão com geléia

* N. de T. Doces preparados com frutas ou legumes inteiros, em calda rala.

TIPOS DE CARDÁPIOS DE TEXTURA MOLE

Todas as refeições são acompanhadas de água e de pão e de uma taça de vinho, se o paciente apreciar (Tabelas 6-2 e 6-3).

Tabela 6-2	Para paciente edêntulo em fase de adaptação protética (textura mole)	
Segunda-feira	Dourado assado em papel-alumínio Batatas gratinadas Queijo com creme de baunilha Suco de laranja	Rabanada Sopa de legumes liquidificada Filé de bacalhau Arroz Leite (ou derivado) e café Compota de morango
Terça-feira	Beterrabas cortadas em fatias bem finas 1 fatia de presunto Beringelas e abobrinhas gratinadas 1 fatia de queijo *Zabaione* de tangerina	Ovos mexidos com tomate e manjericão Polenta Flã de pêra* Suco de laranja
Quarta-feira	Verduras cozidas Posta de pescada ao forno Massa Suflê de queijo e presunto*	Sopa de frango Tomates recheados Bolo de milho Suco de bergamota
Quinta-feira	Salada de arroz e de legumes Carne picada Pudim de legumes Salada com queijo	Chucrute com salsicha Creme com caramelo e damasco
Sexta-feira	Tabule Bacalhau com batatas 1 fatia de queijo Pêssegos em calda	Sopa com carne e legumes Ovos cozidos Banana amassada com açúcar Leite
Sábado	Ramequin de queijo* Fígado Cenouras com molho Compota de maçã	Sopa de peixe Ramequin de queijo* Suco de frutas
Domingo	Terrina de peixe* Pêra cozida com chocolate Sorvete	Sopa de legumes com manjericão e alho Carne enrolada com presunto e queijo Salada de frutas

* Receita no encarte ou em www.artmed.com.br

Tabela 6-3 Para paciente novamente aparelhado (textura mole)

Segunda-feira	Legumes ao molho vinagrete Lasanha Flã de frutas Suco de laranja	Caldo liquidificado com agrião Ovos *pochés* Massa Queijo fresco misturado com abacaxi liquidificado
Terça-feira	½ bergamota Salsichas Purê de ervilhas Musse de pêssego	Caldo de legumes liquidificados Fígado de ave com aipo Ovos cozidos Leite Compota enriquecida*
Quarta-feira	Couve-flor ao molho vinagrete Massa à bolonhesa Creme de queijo Frutas liquidificadas	Sopa de legumes com manjericão e alho Suflê de batatas 1 fatia de queijo Pêras cozidas ao chocolate
Quinta-feira	Aipo ao molho de maionese Carne fatiada ou bife tártaro Couve-de-bruxelas aferventada Creme de queijo e compota de cenoura*	Caldo de legumes Ovos *pochés* Purê de cenoura Queijo branco com frutas
Sexta-feira	Tomates e pimentões crus misturados Filé de linguado Arroz-de-leite Pudim de frutas*	Legumes em tiras Empadão de carne Salada verde Ameixas cozidas
Sábado	Peixe ao molho tártaro Purê de batatas Creme de queijo Suco de laranja	Tomates e beringelas recheados Musse de pêssego* Suco de frutas
Domingo	Abacate com camarão Salmão ao creme de salsa* Arroz Creme de chocolate	Verduras cozidas Carne em fatias Banana amassada com açúcar

* Receita no encarte ou em www.artmed.com.br

TIPOS DE CARDÁPIOS DE TEXTURA MACIA

Todas as refeições são acompanhadas de água e de pão e de uma taça de vinho, se o paciente apreciar (Tabela 6-4).

Tabela 6-4   Para edêntulo récem-aparelhado (textura macia)

Segunda-feira	Carne assada Batatas gratinadas Marmelada de frutas	Flã de alho-poró* Torta salgada Sorvete de creme
Terça-feira	Salada de arroz Verduras com presunto e queijo Compota de frutas vermelhas	Caldo de agrião Filé de peixe Legumes em rodelas Maçãs cozidas com mel
Quarta-feira	Salada de vagem Filé à milanesa, recheado com presunto e queijo Beringelas gratinadas Frutas vermelhas liquidificadas com iogurte	Creme de abóbora-menina* Omelete com ervas finas Salada verde 1 fatia de queijo
Quinta-feira	Legumes e verduras refogados 1 fatia de presunto Iogurte de frutas	Legumes em tiras Creme de queijo Maçã raspada
Sexta-feira	Salada verde com dois ovos *pochés* Medalhão de tamboril (peixe-pescador) Acelga com molho 1 fatia de queijo	Caldo de galinha Musse de presunto* Suco de bergamota
Sábado	Misto-quente Salada verde Suco de laranja	Caldo de tomate Peixe em postas Batata frita Queijo branco com frutas
Domingo	Legumes recheados Peixe assado Espinafre com molho Creme de chocolate	Batata gratinada Salada verde com toucinho Salada de frutas

* Receita no encarte ou em www.artmed.com.br

TIPOS DE CARDÁPIOS DE TEXTURA NORMAL

Todas as refeições são acompanhadas de água e de pão e de uma taça de vinho, se o paciente apreciar (Tabela 6-5).

Tabela 6-5	Para paciente novamente aparelhado (textura normal)	
Segunda-feira	Pepino com molho de nata Cozido de legumes 1 fatia de queijo Morangos cortados em pedaços	Caldo de legumes e carne Filé de peixe Massa 1 fatia de queijo Pêssego
Terça-feira	Cenoura ralada Bife de atum Beringelas gratinadas Creme com caramelo	Creme de legumes Bife Batatas gratinadas 1 fatia de queijo
Quarta-feira	Salada mista com nozes Carne com molho mostarda Couve roxa com batatas Maçãs cozidas	Creme de agrião Presunto cozido e ovos mexidos Legumes refogados 1 fatia de queijo
Quinta-feira	Salada de tomates com mussarela e manjericão Frango grelhado Batatas ao vapor Bergamotas	Cozido de legumes Chucrute com carne de porco Sorvete
Sexta-feira	Pasta de legumes crus com queijo Frango grelhado Legumes refogados Pêras	Legumes recheados Alface *Zabaione* de pêssegos
Sábado	Cenoura ralada Carne assada Batatas gratinadas Salada de frutas vermelhas	Salada de verduras com toucinho e queijo Peixe ao forno Batatas ao vapor 1 fatia de queijo
Domingo	Salada de rabanete Carnes com ervas finas Feijão-branco Sorvete	Sopa de legumes Rosbife Tomates ao molho provençal Salada de frutas frescas

Conclusão

É dever do cirurgião-dentista dar conselhos nutricionais a seus pacientes, orientá-los e aconselhá-los, levando em conta todos os seus problemas de integração. Aprender a comer com próteses é um exercício difícil, e o profissional deve ter consciência da amplitude e da dimensão do problema que se apresenta ao paciente. É preciso que o paciente tenha muita força de vontade e perseverança para usar essa ferramenta, tendo em vista todas as angústias que isso produz. A perda dos dentes é uma deficiência pesada, nunca bem aceita pelo indivíduo. A realização de um tratamento removível não pode ser feita sem um acompanhamento muito atento por parte da equipe médica responsável.

Não se pode "fornecer" uma prótese e abandonar o paciente, pois somente a capacidade técnica não basta para permitir a integração da prótese e dar confiança ao usuário de uma prótese dentária. A realização de uma prótese removível é um tratamento real que requer muita psicologia e exige uma considerável disponibilidade. Esse tempo passado com o paciente não deve ser considerado perdido, mas como parte integrante do tratamento.

O assistente exerce um papel muito importante também quanto à escuta das queixas, à explicação dos cardápios, das técnicas de mastigação bilateral, da complexidade da integração protética, etc., assim como quanto à empatia. Ele funciona como uma pessoa intermediária entre o cirurgião-dentista e o paciente.

Além disso, às vezes o protesista é levado a refazer os dentes após um certo período: quando o paciente foi reeducado, pode ocorrer de ele se colocar progressivamente em uma posição de máxima intercuspidação habitual (ITH).

Toda a equipe responsável deve ser capaz de ter uma visão global da problemática da prótese removível tanto nos níveis terapêutico quanto psicológico, nutricional, em relação à sociedade e ao meio da pessoa que está à espera de uma prótese ou que acaba de colocá-la.

Para além do conhecimento técnico, trata-se de adotar uma abordagem geral, desenvolvendo atitudes de comunicação, de compreensão para com o paciente, sem esquecer a dimensão ética.

Bibliografia

[1] Jacotot B, Le Parco JC. Nutrition et alimentation. Paris: Masson, 1992: 1-59.

[2] Hermann H, Cier JF. Précis de physiologie, tome 1. Paris: Masson, 1970: 1-69.

[3] Vellas B. Nutrition, vieillissement et qualité de vie. CERIN Symposium, Colloque international: Nutrition des personnes âgées. Paris, 1997: 277-291.

[4] Lecerf JM. La nutrition. Les classiques santé. Paris: Éditions Privat, 1996.

[5] Briand B. Diététique et édentation totale chez les personnes âgées. Thèse Chirurgie Dentaire, Bordeaux 2, 1997; 51 p.

[6] Tremoliere J, Serville Y, Jaquot R, Dupin H. Manuel d'alimentation humaine, tome 1: Les bases de l'alimentation, tome 2: Les aliments. Paris: Éditions ESF, 1984.

[7] Rémésy C. Un atout majeur pour le maintien de la santé. Impact Médecin Hebdo 1996; 324: cahier n° 2.

[8] Laurisch L. Diagnostik der individuellen Karriesgefährdung, Ernährungsa namnese in Individualprophylaxe: Diagnostik und Therapie des Individuellen Kariesrisikos. München-Wien: Carl Hanser, 1994.

[9] Dewolfe J, Millan K. Dietary intake of older adults in the Kingston area. Can J Diet Pract Res 2003; 64: 16-24.

[10] Ferry M, Alix E, Brocker P, Constans T, Lesourd B, Vellas B. Nutrition de la personne âgée. Paris: Édition Berger-Levrault, 1996.

[11] Marcenes W, Steele JG, Sheiham A, Walls AW. The relationship between dental status, food selection, nutrient intake, nutritional status, and body mass index in older people. Cad Saude Publica 2003; 19: 809-816.

[12] Pouyssegur V, Mahler P. Odontologie gériatrique. Collection Guide Clinique. Paris: Éditions CdP, 2001.

[13] Desport JC. Edentulism and malnutrition in elderly patients. Am J Clin Nutr 2004; 80: 1453.

[14] Dormenval V, Mojon P, Budtz-Jorgensen E. Associations between self-assessed masticatory ability, nutritional status, prosthetic status and salivary flow rate in hospitalized elders. Oral Dis 1999; 5: 32-38.

[15] Knapp A. Nutrition and oral health in the elderly. Dent Clin North Am 1989; 33: 109-125.

[16] Budtz-Jorgensen E, Chung JP, Rapin CH. Nutrition and oral health. Best Pract Res Clin Gastroenterol 2001; 15: 885-896.

[17]   Wallace JI, Schwartz RS. Epidemiology of weight loss in humans with special reference to wasting in the elderly. Int J Cardiol 2002; 85: 15-21.

[18]   Walls AW, Steele JG. The relationship between oral health and nutrition in older people. Mech Ageing Dev 2004, 125: 853-857.

[19]   Chauncey HH, Kapur KK, Wayler AM. The effect of the loss of teeth on diet and nutrition. Int Dent J 1984; 34: 98-104.

[20]   Gilbert GH, Meng X, Duncan RP, Shelton BJ. Incidence of tooth loss and prosthodontic dental care: effect on chewing difficulty onset, a component of oral health-related quality of life. J Am Geriatr Soc 2004; 52: 880-885.

[21]   Joshipura KJ, Willett WC, Douglass CW. The impact of edentulousness on food and nutrient intake. JADA 1996; 127: 459-467.

[22]   Kohyama K, Mioche L, Bourdiol P. Influence of age and dental status on chewing behaviour studied by EMG recordings during consumption of various food samples. Gerodontology 2003; 20: 15-23.

[23]   Moynihan PJ, Butler TJ, Thomason JM, Jepson NJ. Nutrient intake in partially dentate patients: the effect of prosthetic rehabilitation. J Dent 2000; 28: 557-563.

[24]   Sheiham A, Steele JG, Marcenes W, Lowe C, Finch S, Bates CJ, *et al*. The relationship among dental status, nutrient intake, and nutritional status in older people. J Dent Res 2001; 80: 408-413.

[25]   Tsakos G, Marcenes W, Sheiham A. The relationship between clinical dental status and oral impacts in an elderly population. Oral Health Prev Dent 2004; 2: 211-220.

[26]   Ciancio SG. Medications' impact on oral health. J Am Dent Assoc 2004; 135: 1440-1448 [quiz: 1468-1469].

[27]   Lamy M, Mojon P, Kalykakis G, Legrand R, Butz-Jorgensen E. Oral status and nutrition in the institutionalized elderly. J Dent 1999; 27: 443-448.

[28]   Jeandel C, Debry G. Les besoins énergétiques des personnes âgées. CERIN Symposium, Colloque international: Nutrition des personnes âgées. Paris, 1997: 43-81.

[29]   Dillon JC. Colloque international: L'alimentation des personnes âgées, les besoins protéiques à la lumière des données biologiques, 1990; 100 p.

[30]   Chauncey HH, Wayler AH. The modifying influence of age on taste perception. Spec Care Dentist 1981; 1: 68-74.

[31]   Mioche L. Mastication and food texture perception: variation with age. J Texture Studie 2004; 35: 145-158.

[32]   Roussel AM. Quels besoins en oligo-éléments pour le sujet âgé? CERIN Symposium, Colloque international: Nutrition des personnes âgées. Paris, 1997: 83-99.

[33]   Volpato S, Romagnoni F, Soattin L, Ble A, Leoci V, Bollini C, et al. Body mass index, body cell mass, and 4-year all-cause mortality risk in older nursing home residents. J Am Geriatr Soc 2004; 52: 886-891.

[34]   Lee JS, Weyant RJ, Corby P, Kritchevsky SB, Harris TB, Rooks R, et al. Edentulism and nutritional status in a biracial sample of well-functioning, community-dwelling elderly: the health, aging, and body composition study. Am J Clin Nutr 2004; 79: 295-302.

[35]   Nowjack-Raymer RE, Sheiham A. Association of edentulism and diet and nutrition in US adults. J Dent Res 2003; 82: 123-126.

[36]   Wayler AH, Muench ME, Kapur KK, Chauncey HH. Masticatory performance and food acceptability in persons with removable partial dentures, full dentures and intact natural dentition. J Gerontol 1984; 39: 284-289.

[37]   Feldmann RS, Kapur KK, Alman JE, Chauncey HH. Aging and mastication: change in performance and in swallowing threhold with naturel dentition. J Am Geriatr Soc 1980; 28: 97-103.

[38]   Sheth N, Diner WC. Swallowing problemes in the elderly. Dysphagia 1988; 2: 209-215.

[39]   Sahyoun NR, Krall E. Low dietary quality among older adults with self-perceived ill-fitting dentures. J Am Diet Assoc 2003; 103: 1494-1499.

[40]   Bertrand C, Dupuis V, Laffitte T. Retrouver le sourire en prothèse adjointe totale: la prothèse sans y penser. Cahiers de Prothèse 1996; 93: 59-69.

[41]   Morvan A. Diététique et édentation totale chez la personne âgée. Thèse Chirurgie Dentaire, Lyon I, 1986; 42 p.

[42]   De Oliveira TR, Frigerio ML. Association between nutrition and the prosthetic condition in edentulous elderly. Gerodontology 2004; 21: 205-208.

[43]   Agrawal KR, Lucas PW, Bruce IC, Prinz JF. Food properties that influence neuromuscular activity during human mastication. J Dent Res 1998; 77: 1931-1938.

[44]   Takata Y, Ansai T, Awano S, Sonoki K, Fukuhara M, Wakisaka M, Takehara T. Activities of daily living and chewing ability in an 80-year-old population. Oral Dis 2004; 10: 365-368.

[45]   Tzakis MG, Osterberg T, Carlsson GE. A study of somme masticatory function in 90-year old subjects. Gerodontology 1994; 11: 25-29.

[46]   Chauncey HH, Kapur KK, Feller RP, Wayler AH. Altered masticatory function and perceptual estimates of chewing experience. Spec Care Dentist 1981; 1: 250-255.

[47]   Veyrune JL, Mioche L. Complete denture wearers electromyography of mastication and texture perception whilst rating meat. Eur J Oral Sci 2000; 108: 83-92.

[48] Tosello A, Foti B, Sedarat C, Brodeur JM, Ferrigno JM, Tavitian P, *et al*. Oral functional characteristics and gastrointestinal pathology: an epidemiological approach. J Oral Rehabil 2001; 28: 668-672.

[49] Cohen-Brown G, Ship JA. Diagnosis and treatment of salivary gland disorders. Quintessence Int 2004; 35: 108-123.

[50] Newton JP, Abel RW. Tomographic measurement of age changes in the human parotid gland. Gerodontology 1995; 12: 26-30.

[51] Bourdiol P, Mioche L, Monier S. Effect of age on salivary flow obtained under feeding and non-feeding conditions. J Oral Rehabil 2004; 31: 445-452.

[52] Dusek M, Simmons J, Buschang PH, Al Hashimi I. Masticatory function in patients with xerostomie. Gerodontology 1996; 13: 3-6.

[53] Veyrune JL, Lassausay C, Peyron MA, Hennequin M. Effets du vieillissement sur les structures et les fonctions orales. La Revue de Gériatrie 2004; 29: 51-60.

[54] Pompignoli M, Doukkan JY, Raux D. Prothèse complète: clinique et laboratoire. Collection Guide Clinique, tomes 1 et 2, 1re et 3e éd. Paris: Éditions CdP, 1996 et 2004.

[55] Seiberling KA, Conley DB. Aging and olfactory and taste function. Otolaryngol Clin North Am 2004; 37: 1209-1228.

[56] Ship JA. The influence of aging on oral health and consequences for taste and smell. Physiol Behav 1999; 66: 209-215.

[57] Hugues G. Change in test sensitivity with advection age. Geronto Clin 1969; 11: 224-230.

[58] Griep MI, Collep K, Mets TF, Slop D, Laska M, Massart DL. Sensory detection of food odour in relation to dental status, gendre and age. Gerodontology 1996; 13: 56-62.

[59] Schiffmann SS, Warwick ZS. Effect of flavor enhancement of foods for the ederly on nutritionnal status: food intake, biochemichal indices and anthropometric measures. Physiol Behav 1993; 53: 395-402.

[60] Taddéï C, Dupuis V. Réalités et limites des traitements en odontologie gériatrique. Rev Fr Geriatr Gerontol 2004; 102: 90-96.

[61] Wayler AH, Perlmuter LC, Cardello AV, Jones JA, Chauncey HH. Effects of age and removable artificial dentition on taste. Spec Care Dentist 1990; 10: 107-113.

[62] Leboulanger J. Les vitamines. Biochimie, mode d'action, intérêt, thérapeutique. Laboratoires Roche.

[63] Albert SM. Do family caregivers recognize malnutrition in the frail elderly? J Am Geriatr Soc 1993; 41: 617-622.

[64] Steele JG, Sanders AE, Slade GD, Allen PF, Lahti S, Nuttall N, Spencer AJ. How do age and tooth loss affect oral health impacts and quality of life? A study comparing two national samples. Community Dent Oral Epidemiol 2004; 32: 107-114.

[65] Dupuis V, Laviole O, Claverie B. Psycho-functional aspects of prosthetic integration in the completely edentulous patient. J Dent Que 1987; 24: 421-424.

[66] Schiffman SS. Perception of taste and smell in elderly persons. Crit Rev Food Sci Nutr 1993; 33: 17-26.

[67] Mojon P, Budtz-Jorgensen E, Rapin CH. Relationship between oral health and nutrition in very old people. Age Ageing 1999; 28: 463-468.

[68] Shimazaki Y, Soh I, Saito T, Yamashita Y, Koga T, Miyazaki H, Takehara T. Influence of dentition status on physical disability, mental impairment, and mortality in institutionalized elderly people. J Dent Res 2001; 80: 340-345.

[69] Alix E, Constans T, Lesourd B, Ferry M. Épidémiologie de la dénutrition chez les personnes âgées. Revue Gériatrique 1992; 17: 525-532.

[70] Raynaud-Simon A, Lesourd B. Malnutrition in the ederly. Clinical conséquences. Presse Med 2000; 29: 2183-2190.

[71] Soini H, Routasalo P, Lauri S, Ainamo A. Oral and nutritional status in frail elderly. Spec Care Dentist 2003; 23: 209-215.

[72] Grabowski DC, Ellis JE. High body mass index does not predict mortality in older people: analysis of the Longitudinal Study of Aging. J Am Geriatr Soc 2001; 49: 968-979.

[73] Lee JS, Kritchevsky SB, Tylavsky FA, Harris T, Everhart J, Simonsick EM, et al. Health, Aging and Body Composition (Health ABC) Study. Weight-loss intention in the well-functioning, community-dwelling elderly: associations with diet quality, physical activity, and weight change. Am J Clin Nutr 2004; 80: 466-474.

[74] Rignon-Bret C, Rignon-Bret JM. Prothèse amovible complète, prothèse immédiate, protèse supra-radiculaire et implantaire. Collection JPIO. Paris: Éditions CdP, 2003.

[75] Sangiuolo R, Mariani P, Michel JF, Sanchez M. Les édentations totales bimaxillaires. Formes cliniques, thérapeutiques prothétiques. Paris: Ed. Julien Prélat, 1980.

PARA NAVEGAR NA INTERNET

www.cerin.org: *site* de informação para profissionais da saúde
www.cuisine.tv: *site* francês de receitas de culinária
www.inpes.sante.fr: Instituto Nacional de Prevenção e Educação para a Saúde
www.nutrition.org: sociedade americana de ciência nutricional
www.nutrition-sante.com: Lesieur fala com os profissionais da saúde
www.personnesagees.com: sapatos e vestuário para terceira idade – *site* comercial
www.mangerbouger.fr: *site* do Programa Nacional de Nutrição-Saúde